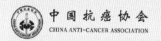
中国抗癌协会
CHINA ANTI-CANCER ASSOCIATION

肝 癌

中国肿瘤整合诊治指南（CACA）

CACA GUIDELINES FOR HOLISTIC INTEGRATIVE MANAGEMENT OF CANCER

2022

丛书主编 ◎ 樊代明

主　　编 ◎ 陈敏山

U0244943

天津出版传媒集团
天津科学技术出版社

图书在版编目（CIP）数据

中国肿瘤整合诊治指南. 肝癌. 2022 / 樊代明丛书
主编；陈敏山主编. -- 天津：天津科学技术出版社，
2022.5

ISBN 978-7-5576-9991-8

Ⅰ.①中… Ⅱ.①樊… ②陈… Ⅲ.①肝癌—诊疗—
指南 Ⅳ.①R73-62

中国版本图书馆CIP数据核字(2022)第064620号

中国肿瘤整合诊治指南. 肝癌. 2022
ZHONGGUO ZHONGLIU ZHENGHE ZHENZHI ZHINAN.
GANAI.2022

策划编辑：方　艳
责任编辑：李　彬
责任印制：兰　毅

出　　版：天津出版传媒集团
　　　　　天津科学技术出版社
地　　址：天津市西康路35号
邮　　编：300051
电　　话：(022)23332390
网　　址：www.tjkjcbs.com.cn
发　　行：新华书店经销
印　　刷：天津中图印刷科技有限公司

开本787×1092　1/32　印张5.25　字数87 000
2022年5月第1版第1次印刷
定价：41.00元

丛书主编

樊代明

主　编

陈敏山

名誉主任委员

汤钊猷　刘允怡　陈孝平　王学浩　孙　燕

郑树森　董家鸿　滕皋军　窦科峰

主任委员

樊　嘉

副主任委员

秦叔逵　蔡秀军　周　俭　沈　锋　王伟林

蔡建强　李　强　陈敏山　孙惠川

编　委（姓氏笔画排序）

云径平　尹震宇　文天夫　毛一雷　王文平

王文涛　王志明　王建华　王　征　王茂强

王晓颖　王　葵　王　鲁　丛文铭　代　智

卢实春	史颖弘	叶胜龙	白雪莉	石　明
石洪成	任正刚	任伟新	刘天舒	刘秀峰
刘连新	刘　嵘	刘瑞宝	匡　铭	向邦德
吕国悦	成文武	朱继业	朱康顺	纪　元
邢宝才	严福华	别　平	吴志峰	宋天强
张水军	张必翔	张　岚	张　倜	张艳桥
张博恒	张雷达	张耀军	李亚明	李　汛
李　秋	李晔雄	李　涛	杨云柯	杨业发
杨甲梅	杨建勇	杨　春	肖永胜	花宝金
陆骊工	陈卫霞	陈拥军	陈　敏	周乐杜
周伟平	孟志强	郑红刚	侯金林	施国明
英卫东	赵永福	赵　明	徐　立	徐建明
郭文治	郭亚兵	陶开山	梁长虹	梁　军
梁　萍	黄晓武	彭　涛	曾　勇	曾昭冲
曾蒙苏	程树群	韩国宏	蔡定芳	颜志平
戴朝六				

目录

前　言 ………………………………………………001

第一章　流行病学概述 ……………………………003

第二章　防——肝癌的病因与预防 ………………006

第一节　肝癌的病因 ………………………………006

　1　肝炎病毒、肝硬化 …………………………006

　2　黄曲霉毒素（Aflatoxin，AFT）……………008

　3　饮用水污染 …………………………………009

　4　饮酒因素 ……………………………………009

　5　遗传因素 ……………………………………009

　6　其他因素 ……………………………………010

　7　各因素间相互协同作用 ……………………010

第二节　肝癌的预防 ………………………………011

　1　一级预防 ……………………………………011

　2　二级预防 ……………………………………015

　3　三级预防 ……………………………………016

第三章　筛——筛查及遗传学 …………………017

第一节　肝癌的筛查 ………………………………017

　1　高危人群的定义 ……………………………017

　2　筛查方法 ……………………………………018

第二节　肝癌的遗传相关因素 ……………………019

第四章　诊——肝癌的诊断 ……………………022

　第一节　临床表现 ………………………………022

　第二节　疾病史和家族史 ………………………023

　第三节　体格检查 ………………………………023

　第四节　实验室检查 ……………………………024

　第五节　肿瘤标记物 ……………………………026

　第六节　影像学检查 ……………………………028

　　1　超声检查（Ultrasonography，US）………028

　　2　X线计算机断层成像（Computed tomography，CT）和磁共振成像（Magnetic resonance imaging，MRI）…………………………………… 029

　　3　数字减影血管造影（Digital　subtraction angiography，DSA）…………………………033

　　4　核医学影像学检查 ………………………033

　　5　穿刺活检 …………………………………034

　第七节　肝癌的病理学诊断 ……………………035

　　1　肝癌病理诊断术语 ………………………035

　　2　肝癌病理诊断规范 ………………………037

　　3　病理检查要点 ……………………………038

　　4　免疫组织化学检查 ………………………039

　　5　转化/新辅助治疗后切除肝癌的病理评估 …042

　　6　肝癌病理诊断报告 ………………………043

　第八节　肝癌的临床诊断标准及路线图 ………044

　第九节　分期 ……………………………………046

第五章　治——肝癌的治疗 ………………………048

　第一节　肝癌的外科治疗 ………………………049

1 肝切除术的基本原则 ……………049
2 术前病人的全身情况及肝脏储备功能评估
 ……………049
3 肝癌切除的适应证 ……………050
4 肝癌根治性切除标准 ……………052
5 手术切除技术 ……………052
6 以手术为主的综合治疗策略 ……………054

第二节 肝移植术 ……………058
1 肝癌肝移植适应证 ……………058
2 肝癌肝移植术后复发的预防和治疗 ……060

第三节 局部消融治疗 ……………061
1 目前常用消融手段 ……………062
2 基本技术注意事项 ……………063
3 对于直径3~5cm的肝癌治疗选择 ……065
4 肝癌消融治疗后的评估和随访 ……………065
5 肝癌消融与系统治疗的联合 ……………066

第四节 经动脉化疗栓塞术 ……………066
1 TACE的基本原则 ……………066
2 TACE的适应证 ……………067
3 TACE禁忌证 ……………068
4 TACE操作程序要点和分类 ……………068
5 TACE术后常见不良反应和并发症 ……071
6 TACE治疗的疗效评价 ……………071
7 影响TACE远期疗效的主要因素 ……072
8 随访及TACE间隔期间治疗 ……………072
9 TACE治疗注意点 ……………073

第五节　肝动脉灌注化疗 ······················074

第六节　放射治疗 ······························074

　1　外放射治疗 ·······························075

　2　质子束放射疗法（PBT）与内放射治疗 ···078

第七节　系统治疗 ······························078

　1　一线治疗 ·······························079

　2　二线治疗 ·······························082

　3　其他治疗 ·······························085

第六章　康——全程康复管理 ················090

第一节　随访 ···································090

第二节　全程康复管理 ·························093

　1　肝癌患者的维持治疗 ···················093

　2　肝癌患者的生活指导 ···················095

第七章　附录 ···································099

参考文献 ·······································118

前　言

　　肝癌是我国第5位常见恶性肿瘤及第2位肿瘤致死病因，其发病率在局部地区仍有上升趋势；患者就诊时多为中晚期，早中期肝癌患者占比不到30%，产生的社会疾病负担巨大；而且我国肝癌患者多以乙肝病毒感染/肝硬化为背景，肝内肿瘤负荷大，合并门脉癌栓概率大，肝功能较差等，与欧美等发达国家肝癌人群具有较大差异。现有的AJCC/UICC、NCCN、ESMO/BCLC、日本肝癌诊疗等指南在临床实践中无法兼顾我国肝癌的疾病背景，诊疗资源的地区差异，肿瘤治疗的社会价值等方面，难以实现个体化决策。亟须一部纳入中国研究和经验，适合中国人群，体现中国特色，服务中国医生，突出整合医学理念，最具临床实操指导价值的诊疗指南。

　　2021年，由中国抗癌协会理事长樊代明院士倡导，中国抗癌协会总会组织全国肿瘤医学领域权威专家，共同参与编写《中国肿瘤整合诊治指南》（以下简称《CACA指南》），肝癌专业委员会组织业内专家，经多次讨论，以《中国原发性肝癌诊疗规范2021版》为蓝本，按照"防-筛-诊-治-康"的结构编写了本指南，关注肝癌患者的全程防治康复，内容涉及肝癌的流行病学、筛查、影像学检查、病理学评估，外科治疗、介入治疗、系统性药物治疗、放疗等多学科整合治疗手段、全程康复管理等。全文贯彻"整合医学理念"，适合中国人群，密切结合中国的具体国情和临床实践，以中国肝癌研究作为主要参考，相信是符合中国肝癌特色的临床诊疗指南，也将为进一步提高我国肝癌诊疗水平发挥重要作用。

编写工作千头万绪，时间紧任务重，不足之处请批评指正。同时也希望大家提出宝贵的意见，以便不定期进行更新和修订，以保证本指南的科学性、先进性和权威性。

中国抗癌协会肝癌专业委员会
樊嘉、周俭、陈敏山

— 第一章 —

流行病学概述

肝癌的发生有明显的地区性分布，以东亚、东南亚、非洲南部及西部的发病率较高，南欧的意大利、希腊、西班牙和东欧南部为中发区，欧美、大洋洲等的发病率则较低。

我国是肝癌的高发区，发病率高达18.2/10万人（男性27.6/10万人，女性9.0/10万人），仅次于肺癌、胃癌、乳腺癌，居第4位；死亡率约为17.2/10万人，占全部恶性肿瘤死亡的13%，仅次于肺癌居第2位。我国肝癌总的分布特点是沿海高于内陆；东南沿海江河海口或岛屿又高于沿海其他地区。农村肝癌死亡率略高于城市。高发地区气候具有温暖、潮湿、多雨等特点。东南沿海地区，如江苏、上海、福建、广东、广西等省市为我国肝癌的高发区。

肝癌的年龄分布：一般来说，肝癌发病率随年龄增长而上升。高龄组发病率则趋向于稳定。中国启东和泰国孔敬肝癌年龄校正发病率相似，但肝癌发病率的年龄曲线却不同。启东<50岁人群肝癌发病率高于

孔敬，而在≥50岁组中，前者低于后者。提示两地区肝癌的危险因素可能不同。我国根据肝癌年龄别死亡率数学模型的分析发现，肝癌年龄别死亡率高峰较其他癌肿出现早，愈是高发区，高峰愈左移至小年龄。将模型拟合的曲线向前推移20年，可以看出肝癌的暴露自小年龄开始。因此肝癌预防的重点应从婴幼儿到青少年。

肝癌的性别分布：男性较女性具有更强的易感性。从群体分布来看，在高危人群中男女性别比平均为3.7∶1，而在低危人群中男女性别比约为2.4∶1，在肝癌伴肝硬化少的发达国家和地区，男女性别分布几乎相等。从地域分布来看，在肝癌高发区男女性别比为3~4∶1，低发区为1~2∶1。提示女性肝癌发病率低除了暴露水平不同外，似乎还存在如内分泌等其他因素的影响。

流行趋势：包括美国在内的一些发达国家，原发性肝癌的发病率在逐年上升，并且增加的趋势可能还会延续几十年。大阪肝癌发病率1968~1987年迅速增加，男性和女性分别增长41.5/10万和9.7/10万。瑞士男女性发病率也呈持续上升趋势，我国的香港、法国的Bas RhinB也有同样的趋势。这种上升可能是由于诊断水平的提高或对危险因素的暴露增加所致。但在一些发展中国家的某些地区，原发性肝癌的年龄标化发病率已有所下降。1972~1999 年，我国上海肝癌发病人数虽然明显升高，但年龄标化发病率是下降的，男性与女性分别下降了 26% 和 28%。1978~2002 年江苏启东肝癌的总体发病率呈现上下波动的趋势，而15~34 岁年龄组人群的发病率则表现为明显的逐渐下降趋势。新加坡则明显下降，男性由 34.2/10 万降至26.8/10 万，女性也由 8.0/10 万降至 7.0/10 万，这种下降可能是人群对危险因素的减少所致。

— 第二章 ——————————————

防——肝癌的病因与预防

第一节　肝癌的病因

目前认为肝癌的发生是一个多阶段，多因素协同作用，经过启动、促癌和演进等多步骤过程，以及多个癌基因和相关基因参与、多个基因发生突变的结果。肝癌的病因尚未清楚，根据现有资料，肝炎病毒、黄曲霉毒素和饮用水污染是肝癌发生的三大相关因素。

1　肝炎病毒、肝硬化

肝炎病毒，尤其是乙型肝炎病毒（HBV）和丙型肝炎病毒（HCV）与肝癌的关系为人们关注，大量的临床和实验室研究发现 HBV 和 HCV 与肝癌的关系甚为密切。

HBV 与肝癌流行的全球地理分布接近，HBV 高发流行区同样是肝癌的高发区，如非洲、东南亚、日本和我国是 HBV 的中、高发感染区，其肝癌发病率可达

25~100/10万，但在欧美为低HBV感染国家，其男性肝癌标化发病率仅3/10万。我国经对全国28万自然人群的肝炎、肝癌普查分析表明，HBsAg标化流行率与肝癌死亡率呈正相关，而与胃癌、食管癌无关。肝癌患者血清HBV标志阳性率明显高于正常人群，其HBsAg阳性率达90%以上。前瞻性研究发现，HBV携带者的肝癌发病率明显高于正常人群，Muir估计HBsAg携带者患肝癌的危险性至少比正常人群大100倍，但与其他恶性肿瘤无关。肝癌家系中HBV感染呈聚集现象，经检测各种人群的HBsAg阳性率，结果发现肝癌病人HBsAg阳性率显著高于其家庭成员，而肝癌家庭成员又显著高于一般人群。肝癌及其癌周肝组织HBV标志显著增加，肝癌标本中HBsAg地衣红染色阳性率达70.4%~90%，显著高于对照组（4.7%）。肝癌细胞中存在着HBV DNA的整合，且HBV DNA的整合可激活一些癌基因，并使某些抑癌基因发生突变。

分子生物学的研究提示HBV导致肝癌的可能解释是：①通过HBV-DNA的插入激活细胞基因，即所谓顺式作用，现已发现HBV-DNA含增强子和启动子，它们可激活癌基因，出现不正常的表达，使细胞转化；②HBV通过病毒产物如HBxAg激活细胞基因，即所谓反式作用；③持续HBV感染所引起炎症、坏死、再生，其本身可能使某些原癌基因激活，改变肝细胞遗传稳定性，使细胞突变率增加、抑癌基因失活和对化学致癌物易感性增高，一旦暴露于较强的致癌物中，可进一步激活癌基因而致癌。

资料表明，发达国家肝癌病人血清中抗-HCV流行率多数超过50%，提示发达国家肝癌的主要病因为HCV。而发展中国家的抗-HCV阳性率仅在4.0%~38.5%，HCV不是发展中国家肝癌的主要病因。我国肝癌患者中HCV流行率为7.5%~42.9%。尽管存在着明显的地区差异，但在中国HCV感染不是肝癌主要病因。

肝炎病毒通过引起急、慢性肝炎、肝硬变，并在此基础上，受其他促癌因素的协同作用下，最后导致肝癌的发生。临床上常见到肝癌病人经历急性肝炎→慢性肝炎→肝硬变→肝癌的发病过程。肝细胞癌合并肝硬变的发生率较高，为80%以上，胆管细胞癌很少或不合并肝硬变（占0~33.3%），患肝硬变病人发生肝癌的机会比无肝硬变者高。

2 黄曲霉毒素（Aflatoxin，AFT）

自20世纪60年代发现黄曲霉毒素以来，已一再证实黄曲霉毒素可诱发动物的肝癌，其中黄曲霉毒素B1被认为是最强的动物致癌剂之一，诱发肝癌最小剂量每天仅需10μg。我国流行病学的材料提示肝癌高发于湿温地带，尤其是食用玉米、花生多的地区，这些都间接支持黄曲霉毒素是肝癌的病因之一，同时不少动物研究资料提示黄曲霉毒素与HBV有协同作用。但黄曲霉毒素是否直接导致人体发生肝癌，尚有待探讨。广东省肝癌防治中心于1981~1983年在肝癌高发区顺德乐从镇的调查结果表明该地区肝癌发病与黄曲霉毒素B1污染无明显关系。

3　饮用水污染

流行病学调查发现饮用宅沟水、溏水者其肝癌的死亡率明显高于饮用井水者，但经改饮深井水后居民肝癌发病率有下降趋势。水中的致癌物质可能为某些有机物如：六氯苯、苯并芘、多氯联苯以及一些藻类如蓝绿藻等。

4　饮酒因素

酗酒在非病毒感染的肝癌患者中起着重要的作用。研究发现，每天饮酒折合成酒精大于80g且持续时间超过10年者，肝癌发生的危险性增加5倍。

5　遗传因素

流行病学的调查发现肝癌患者较多出现家族肿瘤病史，并常见一个家庭中发生几例肝癌患者的聚集现象，这可能是遗传易感性加上共同生活的环境，从而导致肝癌发病的家族聚集性。

6 其他因素

其他如营养不良、农药、性激素、肝吸虫、微量元素的缺乏、吸烟等都可能与肝癌的发病有关。

7 各因素间相互协同作用

现有的研究表明，在肝癌的发生及发展过程中，各危险因素之间除单独作用之外，还存在着协同作用，从而显著地增加肝癌的发病风险。一些应用病例对照和危险度分析方法的研究表明，HCV 和 HBV 均是肝癌的独立危险因素，HCV 的作用似更强，HCV 和 HBV 可能具有协同致癌效应。慢性 HBV 和 HCV 携带者暴露于其他危险因素（包括进食 AFT 污染的粮食、患酒精性肝硬化和糖尿病），具有协同致癌作用，其发病危险显著升高。HBV 和 AFT 在致肝癌方面具有明显的协同作用；动物实验也显示相似的结果，HBV 和 AFT 的存在与转化 DNA 表达有关，HBV 是始动因子，而 AFT 是促进因子，但两者的直接协同作用报道较少。HBV 和/或 HCV 感染和饮酒或糖尿病，或 HCV 感染和脂肪肝等多病因同时存在，可增加肝癌发病的相对危险度；丙型病毒性肝癌患者中饮酒者发生肝癌的风险是不饮酒者的2倍，且病情比非饮酒者进展更快，发病年龄更趋年轻化。有研究进一步表明，吸烟、饮酒与肝癌的发病危险有明显的剂量反应关系：HBsAg阳性并且酗酒和吸烟者的肝细胞癌（HCC）危险度显著高于吸烟和酗酒但HBsAg阴性者。慢性肝炎病毒感染可能导致机体对外源化学毒物的解毒能力下降，如代谢酶的改变、DNA修复的抑制等，从而增加了机体对外源化学毒物的易感性。

第二节 肝癌的预防

目前肝癌的预防较前已经有了长足的进步，无论在一级预防、二级预防、三级预防，甚或是四级预防等方面都具有更多更加实质有效的内容。

1 一级预防

原发性肝癌的一级预防是指使人们避免和尽量少接触已知的致癌物或危险因素，从而预防肝癌发生所采取的一系列措施。具有中国特色的在肝癌高发区实施"管水、管粮、防肝炎"七字方针以及稍加补充的"防治肝炎、管粮防霉、适量补硒、改良饮水"的一级预防措施已初见成效。

1.1 控制肝炎病毒

1.1.1 预防HBV感染

非洲的冈比亚和中国启东分别建立了新生儿免疫预防队列，是全球最早用乙肝疫苗免疫接种来预防肝癌的、有对照的随机干预试验。1973~2002年启东的数据表明，经过多年的乙肝疫苗接种，虽然肝癌整体发病率缓慢上升，但35岁以下人群的肝癌发病率呈现逐年下降趋势。根据台湾研究人员的报道，在普遍接种乙肝疫苗以后，6~14岁儿童肝细胞癌的年均发病率从1981~1986年的0.7/10万显著地下降到1990~1994年的0.36/10万。韩国在35934名30岁以上的成人中进行的研究发现，与未接种者相比，接种者在随访3年10个月后发生原发性肝癌的 RR 0.58（95%CI：0.31~1.09），说明接种乙肝疫苗对成年人也可以降低患肝癌的危险。对于母亲为HBV阳性的婴儿，通过注射抗-HBV丙种球蛋白和乙肝疫苗可以避免乙肝病毒的垂直（母婴）传播。20世纪70年代中期，日本就开始了这种干预措施。在干预措施的影响下，日本献血者的HBV阳性率从20世纪70年代的2.3%降为20世纪90年代末的0.9%。

1.1.2 预防HCV感染

我国的丙型肝炎传播途径以输血为主，其次为手术或注射造成的医源性感染或性传播。母婴传播率较低，不超过6%。自1998年我国开始实施无偿献血后，输血后丙型肝炎的发病率大幅度下降。急性乙型肝炎经过合理正规治疗转成慢性的比例较小，而丙型肝炎转成慢性的比例仍较大。在中国献血人群中，丙型肝炎的发病率高达15%~49%。由于HCV的基因变异性较大，体内产生的中和抗体难以应付不断出现的大量新病毒准种。目前，尚无疫苗可预防丙型肝炎，因此丙型肝炎的预防重点在于保护易感人群、切断传播途径、早期诊断和治疗已感染HCV的患者（即传染源）。具体措施有：①取缔职业献血员，医务人员慎用血制品；②推广一次性使用的注射器，医疗器械如内窥镜、手术器械、牙科钻、针灸针等要严格消毒；③男性使用避孕套对防止HCV的性传播有很好的作用；④如育龄妇女为丙型肝炎患者，最好先进行抗HCV的治疗，待疾病痊愈或控制良好时再怀孕，有助于减少母婴的垂直传播。

1.1.3 抗病毒治疗

肝炎病毒感染者可分为无症状携带者和肝炎患者。目前，还没有资料证实清除无症状携带者体内肝炎病毒对发生肝癌的风险产生的效果。而多项研究表明，采用干扰素清除丙型肝炎患者体内HCV可显著降低肝癌风险。2002年，日本启动了国家防治肝炎和肝细胞癌项目，计划对40~70岁的公民每5年进行一次

HCV和HBsAg血样检测，发现HCV感染者进一步接受肝病专家的检查，对慢性丙型肝炎患者建议接受IFN治疗。这个项目有望成为HCV流行国家防治肝癌的模型。然而，美国预防医学特别委员会并不提倡对感染风险并不高的一般人群中的无症状成人进行HCV感染的常规筛查。

1.2 降低黄曲霉毒素 B1 暴露水平

由于黄曲霉毒素 B1（AFB1）主要污染玉米和花生等作物，因此防止粮食霉变、减少污染食物及其制品（例如花生酱）的摄入量以及改变饮食习惯都能够有效地降低 AFB1 暴露水平，另外改善饮水条件也有助于减少接触 AFB1 的机会。启东研究表明，服用吡噻硫酮可使受试者尿中黄曲霉毒素 M1（AFM1）排泄量降低 51%（P=0.030），服用叶绿酸 4 个月后，尿中黄曲霉毒素–N7–尿嘌呤水平下降 55%（P=0.036）。说明在被黄曲霉毒素污染严重的地区，使用药物降低人体对黄曲霉毒素 B1 的暴露水平是可能的。

1.3 其他预防措施

有些药物具有抑制或逆转肝癌发生的作用。如维甲酸类、奥替普拉、COX-2 抑制剂、茶多酚和香豆素等，可用于对慢性肝病患者或肝癌高危人群进行肝癌的预防。生活中的一些饮食因素也许有预防肝癌的作用。有研究表明多吃禽类和鱼类以及富含 β-胡萝卜素的食物可能降低肝癌的风险。另外，戒烟、限酒、改善饮食和饮水卫生条件、补硒、饮茶和咖啡也被证明具有一定的预防肝癌的效果或可能性。

2 二级预防

二级预防也就是"三早"预防，其任务是落实"三早"（早期发现、早期诊断、早期治疗）措施，以阻止或减缓疾病的发展，恢复健康。早期发现主要是指早期发现一些易感因素如家族遗传性疾病、癌症危险信号、癌前病变，通过加强对易感人群的监测、肿瘤自检等了解遗传性肿瘤的特征。遗传性肿瘤的个体基因改变往往发生在生殖细胞或受精卵的早期阶段（即胚系突变），所以对具有癌瘤遗传易感性和癌瘤家族史的人群必须对其进行早期、定期监测，对高危人群通过基因测序等检测手段，早期诊断并干预肿瘤的进展，从而真正做到早期诊断和早期治疗。

如在I型糖原贮积症（GSD）中，HCC可发生于先前存在的腺瘤样病变，无肝硬化的表现；慢性胆汁淤积综合征发生的HCC可伴有肝内胆管缺如、胆道闭锁、先天性肝纤维化；遗传性出血性毛细血管扩张症和共济失调。毛细血管扩张中偶有报道HCC的病例；肝外遗传性疾病，偶有在结肠家族性腺瘤性息肉病发生HCC的报道；肝内代谢性遗传性疾病，对一些有明显基因缺陷的部位和结构的遗传代谢性疾病，可通过导入该缺陷基因并诱导该基因表达活性产物来达到治疗目的，尤其对单基因遗传病有较明显的疗效。

3 三级预防

三级预防是指对肝癌患者采取最佳的治疗措施，以求提高肝癌患者的生存率、改善生活质量等。主要遵循"积极、综合、特异"的原则。"积极"如对不能根治切除的大肝癌予以非切除治疗，待其缩小后再实施根治性切除，复发性肝癌的再切除，再栓塞治疗等。综合是指多种治疗方法的同时或序贯应用，如手术、栓塞化疗、放疗、生物免疫治疗和中医中药治疗的联合应用。特异是指对于不同临床特征的肝癌患者，采取不同的治疗方法，以期达到最好的效果。正是由于肝癌诊治观念的更新和新的治疗手段的不断应用，肝癌的三级预防取得了可喜的进步。使一部分患者得以延长生存时间，提高生活质量，甚至是一大部分患者获得了根治的机会。

肝癌的防治仍应积极地从预防入手，但由于肝癌的病因未最终阐明，预防措施也尚难在短期内见效，所以从目前来看，在积极进行肝癌一级预防的同时，肝癌的二级、三级预防也必须同时积极进行，以尽可能地挽救部分肝癌患者的生命。

第三章

筛——筛查及遗传学

第一节 肝癌的筛查

对肝癌高危人群的筛查与监测，有助于肝癌的早期发现、早期诊断和早期治疗，是提高肝癌疗效的关键。一项随机对照研究证明肝癌高危病人的主动筛查有助于肝癌的早期发现，并能改善肝癌病人的生存。肝癌高危人群的快速便捷识别是实施大范围肝癌筛查的前提，对人群肝癌风险的分层评估是制定不同肝癌筛查策略的基础。

1 高危人群的定义

在我国，肝癌高危人群主要包括：具有乙型病毒性肝炎（Hepatitis B）和（或）丙型病毒性肝炎（Hepatitis C）、过度饮酒、非酒精性脂肪性肝炎、各种原因引起的肝硬化，以及有肝癌家族史等人群，尤其是年龄>40岁的男性风险更大。目前，尽管抗HBV和抗HCV病毒治疗可显著降低HCC发生风险，但仍然无法完全避免HCC的发生。由我国大陆团队研发的适用于各种慢性肝病和各种种族的肝癌风险评估模型aMAP评分（age-Male-AlBi-Platelets score），可便捷地将肝病人群分为肝癌低风险（0~50分）、中风险（50~60分）和高风险（60~100分），各组肝癌年发生率分别为0~0.2%、0.4%~1%、1.6%~4%，有助于快速锁定肝癌高风险人群。

国家卫计委发布的《原发性肝癌诊疗规范（2019版）》中明确指出，在我国，肝癌的高危人群主要包括：具有乙型肝炎病毒（hepatitis B virus，HBV）和（或）丙型肝炎病毒（hepatitis C virus，HCV）感染、长期酗酒、非酒精脂肪性肝炎、食用被黄曲霉毒素污染食物、各种原因引起的肝硬化、以及有肝癌家族史等的人群，尤其是年龄40岁以上的男性风险更大。

2 筛查方法

肝癌的早期诊断对提高肝癌生存率至关重要，临床医生必须熟悉早期肝癌发现的途径和方法。早期肝癌可通过：①人群普查；②高危人群的筛查与随访；③健康体检等途径发现。其方法是采用AFP和影像学相结合的定期检查，推荐每6个月1次，用于筛查的影像学检查以超声为主，必要时可用CT或磁共振。

复旦大学医学院中山医院肝癌研究所根据多年肝

癌筛选的经验，提出以35岁以上HBsAg（＋）或慢性肝炎病人为肝癌高危人群。这些人群肝癌检出率为自然人群的34倍。筛检工具为AFP加B超检测。国外报道慢性肝炎、肝硬化病人中每年肝癌检出率为0.8%~4.1%。复旦大学医学院中山医院肝癌研究所1992~1994年在高危人群中进行定期筛检的评价研究，筛检组每6个月定期行AFP和B超检测，对照组不作任何检查，中位随访期为1.2年，结果筛选组发现肝癌38例，早期肝癌占76.3%，手术切除率70.6%，1、2年生存率分别为88.1%和77.5%；对照组发生肝癌18例，无早期肝癌，手术切除率为0，无1例活过一年，两人级有显著差异。研究表明，因筛检早期发现而带来的病程延长的平均时间为0.45年。可见肝癌的早期诊断对提高肝癌的生存率非常重要。

第二节　肝癌的遗传相关因素

流行病学研究表明，肿瘤家族史不仅是家族聚集性也是遗传易感性的一种表现。虽然共同生活的环境下，大多数病毒性肝炎患者并未患肝癌，但在遗传易感性的作用下，对肝癌发病的家族聚集性起着重要作用。台湾对1791个肝癌核心家庭配对调查发现，一级亲属累积患病率为5.37%，二级亲属为2.61%，而对照无肝癌家庭为0.7%，差异有显著性。随着亲缘关系的递减，肝癌的发病危险递减，但仍高于一般人群的发病危险，说明遗传因素在肝癌的发病中起着一定的作用。研究表明，接触同样数量致癌物的个体中，某些生物标志物的水平有高度差异，其中包括遗传易感性生物标志物。

（1）姐妹染色单体互换（SCE）。余新生等对启东一个四代109名成员的大家族进行了研究发现，有10例患肝癌。选择其中7例和生活环境相同的9名作对照结果表明，如不经AFB1处理，肝癌家族与对照组的淋巴细胞SCE值无显著差异；经AFB1 0.01mg处理后，前者SCE值显著高于后者（P<0.01）。提示肝癌高发家族对AFB1存在着遗传易感性，并认为肝癌家族的发生可能是遗传因素与AFB1共同作用的结果。AFB1导致易感个体的淋巴细胞发生突变，是由于AFB1容易和细胞中DNA上碱基结合，使淋巴细胞的免疫监视功能受阻或丧失，从而较一般人容易发生肿瘤。

（2）DNA修复。尽管基因毒性因子可以达到靶组织，但染色体断裂仍依赖于DNA修复机制的缺陷。淋巴细胞DNA非程序合成（UDS）已被广泛用来估价人体DNA修复能力和致癌的敏感性。瞿永华等用盐酸氮芥作为诱导剂测定了启东肝癌患者、肝癌高发家族和肿瘤低发家族成员外周血淋巴细胞的UDS。结果表明：

肝癌患者组、肝癌高发家族组的UDS的平均值比肿瘤低发家族组分别增加58%（P<0.01）和47%（P<0.05）。肝癌患者组和肝癌家族成员的UDS差别不显著（P>0.05）。作者认为其机制有两种可能：①由于前两组人群淋巴细胞染色体结构上的差异，易为致癌物质接近而使DNA受损伤，从而使UDS增高；②前两组由于修复时连接障碍，修复合成的DNA片段不能及时与原来的DNA连接，致使修复合成片段延长，导致UDS值增高。但其确切机制尚待进一步探讨。王金兵等应用UDS试验，估价肝癌家系成员和HBsAg携带者外周血淋巴细胞DNA损伤和修复能力，结果：①肝癌患者及其一级亲属UDS值显著高于对照组；②HBsAg携带者UDS值亦明显高于对照组；③HBsAg阴性肝癌及其亲族UDS值与对照组有显著差异。以上提示肝癌的发生可能是环境因素与遗传易感性共同作用的结果。

总之，分子流行病学是近年来崛起的一门新学科，应用3种生物标志物对肝癌进行了危险度评估，为预防和筛查肝癌提供了一个客观的指标。

—— 第四章 ——

诊——肝癌的诊断

第一节　临床表现

肝癌起病隐匿，早期肝癌常没有明显的症状，而中晚期肝癌临床表现常缺乏特异性，例如仅表现为腹胀、消化不良等消化系统症状，容易被忽略或者误诊，对于肝癌高危人群要警惕肝癌的可能。

临床期肝癌常见的临床表现主要有：右上腹疼痛，消化道症状如腹胀、食欲减退、恶心、呕吐、腹泻等，上腹部包块，发热，乏力和消瘦，晚期常出现黄疸、腹水和下肢水肿等症状。特别需要指出的是，即使是中晚期肝癌，其临床表现仍缺乏特异性，需要注意患者的高危因素，并通过全面的体格检查、实验室和影像学检查加以进一步诊断。

复旦大学附属中山医院复旦大学肝癌研究所收集的近30年全国十个省市3250例肝癌临床资料的分析总结表明，患者症状发生率依次为：肝区疼痛64.5%，腹胀15.3%，消瘦6.9%，纳差6.7%，乏力6.2%，上腹部肿块4.7%，发热1.7%，黄疸1.7%，腹泻0.9%，急腹症0.6%；因筛查、体格检查或其他疾病诊治过程中被发现，无症状或无明确肝癌症状者占29.9%。

第二节 疾病史和家族史

肝癌的发病与病毒性肝炎（乙肝/丙肝等），肝硬化等疾病密切相关，应详细询问患者相关病史。肝癌常有家族聚集现象，应详细询问患者相关家族病史，如肝炎，肝硬化等情况。

第三节 体格检查

一般状况评价、全身浅表淋巴结特别是腹股沟及锁骨上淋巴结的情况。腹部视诊和触诊，检查有无肠型、肠蠕动波，腹部是否可触及肿块；腹部叩诊及听诊检查了解有无移动性浊音及肠鸣音异常。

肝脏肿大：为中、晚期肝癌最常见的主要体征，约占95%。肝肿大呈进行性，常为不对称肿大，表现为质地坚硬结节，边缘不规则，表面凹凸不平呈大小结节状或巨块，有时伴有压痛，早期可随呼吸上下移动，晚期与腹壁粘连后常难以推动。如肿瘤位于肝右叶顶部，可见右膈抬高，叩诊时肝浊音界也上升，有时可使膈肌固定或运动受限，甚至出现胸水。早期小肝癌病例，肝肿大常不明显。不少晚期病例中，肝肿大或肝区肿块是患者自己偶然扪及而成为肝癌的首发症状的。肝肿大明显者可充满整个右上腹或上腹部，右季肋部明显隆起。

黄疸：如发生难以控制的黄疸，一般已属晚期。多见于弥漫型肝癌或胆管细胞癌。常由于肿瘤侵犯肝内主要胆管，或肝门外转移淋巴结压迫肝外胆管所引起。肿瘤破为肝内较大胆管可引起胆道出血、胆绞痛、发热、黄疸等。肿瘤广泛破坏肝脏可引起肝细胞性黄疸。

腹水：呈草黄色或血性。草黄色腹水产生原因有肝功能障碍、门静脉或肝静脉癌栓、门静脉受压以及合并肝硬化等，也可表现为肿瘤破裂或肿瘤浸润所致的血性腹水。如为门静脉或肝静脉癌栓所致者，其腹水常早期出现且增长迅速，多为顽固性腹水，尤其以后者为著，一般利尿剂效果不明显，可伴有下肢浮肿，严重者可出现呼吸困难、痔疮脱落、腹股沟疝，甚至肾脏严重受压导致功能障碍而出现少尿甚至无尿等。

另外，还可出现肝掌、蜘蛛痣、腹壁静脉曲张等肝硬化表现，少数尚有左锁骨上淋巴结肿大，肝区叩痛等，但多为晚期表现。

第四节　实验室检查

（1）血常规：了解有无贫血、肝癌破裂出血等可能；白细胞、血小板等，早期无明显变化。晚期病人或合并严重肝硬化时，可出现白细胞、血小板减少，增加出血、感染等机会及严重程度。

（2）出血凝血检查：多个凝血因子在肝脏代谢，因此，当晚期肿瘤出现肝功能障碍时，可出现出血、凝血障碍。

（3）小便常规：早期肝癌患者小便常规检查常无特殊。晚期肝癌致肝细胞明显损害或胆道系统阻塞时，尿胆红素可出现强阳性。粪便常规：注意有无红细胞、白细胞。

（4）粪便隐血试验：部分患者可出现大便潜血阳性，可能与门静脉高压胃肠道黏膜瘀血、破损、溃疡有关。部分晚期患者可因门静脉高压导致食管胃底曲张静脉破裂大量出血，大便可呈红色，镜检可见血细胞。

（5）病毒性肝炎标志物试验：乙型肝炎和丙型肝炎与肝细胞癌的发生、发展有密切的关系。因此，检查肝炎病毒的标志物，对临床诊断及治疗方式的选择有重要意义。

（6）生化常规：肝癌早期肝功能可无明显变化，但随肿瘤的进展，可出现肝功能受损的表现，比如转氨酶升高，白蛋白下降，胆红素升高等表现。

（7）HBV-DNA：检测乙肝病毒复制情况，抗病毒治疗应该覆盖全疗程。

第五节　肿瘤标记物

甲胎蛋白（AFP）是胚胎期蛋白，自1964年Tatarinov发现从肝细胞癌病人血液中可检出甲胎蛋白以来，临床和人群筛检已经证明其价值，使肝癌的诊断水平发生了飞跃，现在已经被广泛用于肝癌的临床诊断中。正常情况下，AFP由胚胎期肝脏和卵黄囊合成，存在于胎儿血清中，在胚胎发生阶段大量出现，但是出生后迅速下降，5周后下降至正常水平，以后维持在10ng/mL或以下的成人正常水平。肝细胞恶变后，恶变的细胞又可重新获得该功能，在患者癌组织提取液、血清和腹水中，均可检出AFP，可借此诊断肝癌。据报道28%~87%的原发性肝癌病人血清中AFP明显升高。甲胎蛋白（AFP）是目前肝癌诊断和复发监测中最有效且最简便常用的血清肿瘤标志物。在HCC的诊断上，血清AFP的诊断特异性仅次于病理检查，是目前最好的早期诊断指标，并且能够反映病情变化和治疗效果。但大量肝细胞坏死后的肝细胞再生，AFP也会升高。另外，各种急慢性肝炎、肝硬化等，也可有一过性增高，但一般都不会显著增高；孕妇、新生儿及睾丸或卵巢的生殖腺胚胎癌亦可出现AFP的升高，故AFP对肝细胞肝癌仅有相对特异的诊断价值。

AFP测定对诊断肝癌有相对的专一性，检测肝癌最特异的标志，具有确立诊断，早期诊断、判断疗效和复发、估计预后等价值，并可广泛用于肝癌的普查。①确立诊断：临床认为，AFP≥200μg/L持续2个月或AFP > 400μg/L持续一个月，无活动性肝病的证据，并排除妊娠和生殖腺胚胎癌，即可做出肝癌的诊断。②早期诊断：因为AFP由肝癌细胞产生，因此，当体内仅有少量癌变细胞时，AFP即可升高。根据AFP升高对肝癌做出诊断，可早于肝癌症状出现6~12个月，有助于对肝癌做出早期诊断，从而早期治疗，有助于改善肝癌的治疗效果。③判断疗效、判断复发：肝癌的根治性切除后，体内没有产生AFP的肝癌细胞，血中AFP含量的下降则会遵循其半衰期规律，每3~9.5天减半，一般在2个月内降至正常水平。如果手术后AFP水平不下降或下降较慢，则需要考虑是否有残留肝内病灶或肿瘤有远处转移。如果AFP水平降至正常后再次升高，则高度怀疑肝癌复发。同理，AFP也可用于判断射频消融等局部治疗及TACE治疗的疗效。④估计预后：肝癌血清中的AFP主要由肝癌细胞产生，因此AFP含量在一定程度上可反映肿瘤的情况。临床研究发生，AFP的浓度及其动态变化与肝癌患者的症状、预后和肝癌分化程度有关。肝癌早期患者AFP含量远远低于中晚期患者。一般肿瘤越小，

AFP含量越低。肝细胞癌的AFP含量最高，阳性率可达70%，混合型肝癌约占25%，肝胆管细胞癌一般均为阴性。患者血AFP浓度越高，上升越快，症状多越严重，预后较差，肿瘤细胞分化程度越低。血浓度低者可能有两种情况：一类症状较轻，预后较好，肿瘤细胞分化程度较好；另一类症状较重，预后很差，肿瘤细胞分化程度多较差。⑤肝癌的普查：相对于B超、CT、MR等影像学检查，AFP普查肝癌具有方便简单、费用低且特异性高等优点，可广泛用于肝癌的普查。

其他标志物：目前尚缺乏敏感性和特异性优于AFP的其他肿瘤标志物，联合应用对AFP阴性肝癌的诊断有一定的参考价值，应用比较普遍的有：异常凝血酶原（DCP）、α-L-岩藻糖苷酶（AFU）、γ-谷氨酰转肽酶同工酶（γ-GGT）、铁蛋白（Ferritin）、癌胚抗原（CEA）、CA19-9等。

第六节　影像学检查

各种影像学检查手段各有特点，应该强调综合应用、优势互补、全面评估。

1　超声检查（Ultrasonography，US）

超声显像具有便捷、实时、无创和无放射辐射等优势，是临床上最常用的肝脏影像学检查方法。常规灰阶超声显像可以早期、敏感地检出肝内占位性病变，鉴别其是囊性或实质性，初步判断良性或恶性。同时，灰阶超声显像可以全面筛查肝内或腹腔内其他脏器是否有转移灶、肝内血管及胆管侵犯情况等。彩色多普勒血流成像可以观察病灶血供状况，辅助判断病灶良恶性，显示病灶与肝内重要血管的毗邻关系以及有无肝内血管侵犯，也可以初步判断肝癌局部治疗后的疗效情况。超声造影检查可以实时动态观察肝肿瘤血流灌注的变化，鉴别诊断不同性质的肝脏肿瘤，术中应用可敏感检出隐匿性的小病灶、实时引导局部治疗，术后评估肝癌局部治疗的疗效等。超声联合影像导航技术为肝癌，尤其是常规超声显像无法显示的隐匿性肝癌的精准定位和消融提供了有效的技术手段。超声剪切波弹性成像可以定量评估肝肿瘤的组织硬度及周边肝实质的纤维化/硬化程度，为规划合理的肝癌治疗方案提供有用的信息。多模态超声显像技术的联合应用，为肝癌精准的术前诊断、术中定位、术后评估起到了重要作用。

2 X线计算机断层成像（Computed tomography，CT）和磁共振成像（Magnetic resonance imaging，MRI）

动态增强CT和多参数MRI扫描是肝脏超声和/或

血清AFP筛查异常者明确诊断的首选影像学检查方法。CT/MR（钆喷酸葡胺/钆贝葡胺）动态增强三期扫描包括：动脉晚期（门静脉开始强化；通常注射对比剂后35s左右扫描）、门脉期（门静脉已完全强化；肝静脉可见对比剂充盈；肝实质通常达到强化峰值；通常注射对比剂后60~90s扫描）、延迟期（门静脉、肝静脉均有强化但低于门脉期；肝实质可见强化但低于门脉期；通常注射对比剂后3min扫描）。肝细胞特异性MR对比剂（钆塞酸二钠，Gd-EOB-DTPA）动态增强四期扫描包括：动脉晚期（同上）、门脉期（同上）、移行期（肝脏血管和肝实质信号强度相同；肝脏强化是由细胞内及细胞外协同作用产生；通常在注射Gd-EOB-DTPA 2~5min后扫描）、肝胆特异期（肝脏实质信号高于肝血管；对比剂经由胆管系统排泄；通常在注射钆塞酸二钠20min后扫描）。

目前肝脏CT平扫及动态增强扫描除常见应用于肝癌的临床诊断及分期外，也应用于肝癌局部治疗的疗效评价，特别是观察经动脉化疗栓塞（Transarterial chemoembolization，TACE）后碘油沉积状况有优势。基于术前CT的影像组学技术也可以用于预测首次TACE治疗的疗效。同时，借助CT后处理技术可以进行三维血管重建、肝脏体积和肝肿瘤体积测量、肺脏和骨骼等其他脏器组织转移评价，已广泛应用于临床。采用多参数MRI扫描对于肝癌局部治疗疗效的评价时，推荐使用mRECIST标准加T_2WI及DWI进行综合判断。

肝脏多参数MRI具有无辐射影响、组织分辨率高、可以多方位多序列多参数成像等优势，且具有形态结合功能（包括扩散加权成像等）综合成像技术能力，成为肝癌临床检出、诊断、分期和疗效评价的优选影像技术。多参数MRI对直径≤2.0cm肝癌的检出和诊断能力优于动态增强CT。多参数MRI在评价肝癌是否侵犯门静脉、肝静脉主干及其分支，以及腹腔或腹膜后间隙淋巴结转移等方面，较动态增强CT具有优势。

肝癌影像学诊断主要根据为动态增强扫描的"快进快出"的强化方式。动态增强CT和多参数MRI动脉期（主要在动脉晚期）肝肿瘤呈均匀或不均匀明显强化，门脉期和/或延迟期肝肿瘤强化低于肝实质。"快进"为非环形强化，"快出"为非周边廓清。"快进"在动脉晚期观察，"快出"在门脉期及延迟期观察。Gd-EOB-DTPA只能在门脉期观察"快出"征象，移行期及肝胆特异期"快出"征象可以作为辅助恶性征象。

Gd-EOB-DTPA增强MRI检查显示：肝肿瘤动脉期明显强化，门脉期强化低于肝实质，肝胆特异期常呈明显低信号。5%~12%分化较好的小肝癌，肝胆特异期可以呈吸收对比剂的稍高信号。

肝癌多参数MRI扫描，尤其用于诊断肿瘤直径≤2.0cm/<1.0cm肝癌，强调尚需要结合其他征象（如包膜样强化、T_2加权成像中等信号和扩散受限等）及超阈值增长[6个月内（含）病灶最大直径增大50%（含）]进行综合判断。包膜样强化定义为：光滑，均匀，边界清晰，大部分或全部包绕病灶，特别在门脉期、延迟期或移行期表现为环形强化。

Gd-EOB-DTPA增强MRI检查联合应用肝胆特异期低信号、动脉期强化和扩散受限征象可以明显提高直径<1.0cm肝癌的诊断敏感性，尤其肝硬化病人强烈推荐采用该方法，同时有助于鉴别高度异型增生结节等癌前病变。

基于肝癌CT和/或MRI信息的临床数据挖掘建立融合模型有助于改善临床决策（病人治疗方案选择、疗效评价及预测等）。对于术前预测肝癌微脉管侵犯（Microvascular invasion，MVI），影像学征象特异性高但敏感性较低，列线图及影像组学模型是术前预测MVI的可能突破点。

3　数字减影血管造影（Digital subtraction angiography，DSA）

DSA是一种微创性检查，采用经选择性或超选择性肝动脉进行DSA检查。该技术更多地用于肝癌局部治疗或肝癌自发破裂出血的治疗等。DSA检查可以显示肝肿瘤血管及肝肿瘤染色，还可以明确显示肝肿瘤数目、大小及其血供情况。

4　核医学影像学检查

正电子发射计算机断层成像（Positron emission tomography/CT，PET/CT）、氟－18－脱氧葡萄糖（^{18}F-FDG）PET/CT全身显像的优势在于：①对肿瘤进行分期，通过一次检查能够全面评价有无淋巴结转移及远处器官的转移；②再分期，因PET/CT功能影像不受解剖结构的影响，可以准确显示解剖结构发生变化后或者解剖结构复杂部位的复发转移灶；③对于抑制肿瘤活性的靶向药物的疗效评价更加敏感、准确；④指导放射治疗生物靶区的勾画、确定穿刺活检部位；⑤评价肿瘤的恶性程度和预后。采用碳－11标记的乙酸盐（^{11}C-acetate）或胆碱（^{11}C-choline）等显像剂PET显像可以提高对高分化肝癌诊断的灵敏度，与^{18}F-FDG PET/CT显像具有互补作用。

单光子发射计算机断层成像（Single photon emission computed tomography/CT，SPECT/CT）：SPECT/CT已逐渐替代SPECT成为核医学单光子显像的主流设备，选择全身平面显像所发现的病灶，再进行局部SPECT/CT融合影像检查，可以同时获得病灶部位的SPECT和诊断CT图像，诊断准确性得以显著提高。

正电子发射计算机断层磁共振成像（Positron emission tomography/MRI，PET/MRI）：一次PET/MRI检查可以同时获得疾病解剖与功能信息，提高肝癌诊断的灵敏度。

5 穿刺活检

具有典型肝癌影像学特征的肝占位性病变，符合肝癌临床诊断标准的病人，通常不需要以诊断为目的的肝病灶穿刺活检，特别是对于具有外科手术指征的肝癌病人。能够手术切除或准备肝移植的肝癌病人，不建议术前行肝病灶穿刺活检，以减少肝肿瘤破裂出血、播散风险。对于缺乏典型肝癌影像学特征的肝占位性病变，肝病灶穿刺活检可获得明确的病理诊断。肝病灶穿刺活检可以明确病灶性质和肝癌分子分型，为明确肝病病因、指导治疗、判断预后和进行研究提供有价值的信息，故应根据肝病灶穿刺活检的病人受益、潜在风险以及医师操作经验综合评估穿刺活检的必要性。

　　肝病灶穿刺活检通常在超声或CT引导下进行，可以采用18G或16G肝穿刺空芯针活检获得病灶组织。其主要风险是可能引起出血和肿瘤针道种植转移。因此，术前应检查血小板和出凝血功能，对于有严重出血倾向的病人，应避免肝病灶穿刺活检。穿刺路径应尽可能经过正常肝组织，避免直接穿刺肝脏表面结节。穿刺部位应选择影像检查显示肿瘤活跃的肿瘤内和肿瘤旁，取材后肉眼观察取材的完整性以提高诊断准确性。另外，受病灶大小、部位深浅等多种因素影响，肝病灶穿刺病理学诊断也存在一定的假阴性率，特别是对于直径≤2cm的病灶，假阴性率较高。因此，肝病灶穿刺活检阴性结果并不能完全排除肝癌的可能，仍需观察和定期随访。对于活检组织取样过少、病理结果阴性但临床上高度怀疑肝癌的病人，可以重复进行肝病灶穿刺活检或者密切随访。

第七节　肝癌的病理学诊断

1　肝癌病理诊断术语

　　原发性肝癌：统指起源于肝细胞和肝内胆管上皮细胞的恶性肿瘤，主要包括肝细胞癌（HCC）、肝胆管细胞癌（ICC）和肝混合细胞癌–胆管癌（cHCC–

CCA）。

肝细胞癌（HCC）：是指肝细胞发生的恶性肿瘤。不推荐使用"肝细胞肝癌"或"肝细胞性肝癌"的病理诊断名称。

肝胆管细胞癌（ICC）：是指肝内胆管树衬覆上皮细胞发生的恶性肿瘤，以腺癌最为多见。组织学上多为小胆管型：起源于肝小叶隔胆管及其以下的小胆管或细胆管，腺管口径小而较规则，或可呈管腔闭合的实性细条索状。

关于HCC和ICC的分子分型的临床和病理学意义多处在研究和论证阶段，但近年来有研究显示，EB病毒相关的ICC具有特殊的临床病理、免疫微环境及分子特征，预后较好并对免疫检查点治疗有较好的获益，有望成为新的亚型；而丙糖磷酸异构酶1（TPI1）在ICC组织中高表达是评估术后复发风险的有用指标等。2019版《WHO消化系统肿瘤组织学分类》已不推荐对ICC使用Cholangiocellular carcinoma和Cholangiolocellular carcinoma的病理诊断名称。

cHCC-CCA：是指在同一个肿瘤结节内同时出现HCC和ICC两种组织成分，不包括碰撞癌。虽然有学者建议以两种肿瘤成分占比分别≥30%作为cHCC-CCA的病理诊断标准，但是目前还没有国际统一的cHCC-CCA中HCC和ICC两种肿瘤成分比例的病理诊断标准。为此，建议在cHCC-CCA病理诊断时对两种肿瘤成分的比例状况加以标注，以供临床评估肿瘤生物学特性和制定诊疗方案时参考。

2 肝癌病理诊断规范

肝癌病理诊断规范由标本处理、标本取材、病理检查和病理报告等部分组成。

标本处理要点：①手术医师应在病理检查申请单上明确标注送检标本的部位、种类和数量，对手术切缘和重要病变可以用染料染色或缝线加以标记；②尽可能在离体30min以内将肿瘤标本完整地送达病理科切开固定。组织库留取标本时应在病理科的指导下进行以保证取材的准确性，并应首先满足病理诊断的需要；③10%中性福尔马林溶液固定12~24h。

标本取材要点：肝癌周边区域是肿瘤生物学行为的代表性区域。为此，要求采用"7点"基线取材法（图4-1），在肿瘤的12点、3点、6点和9点位置上于癌与癌旁肝组织交界处按1：1取材；在肿瘤内部至少取材1块；对距肿瘤边缘≤1cm（近癌旁）和>1cm（远癌旁）范围内的肝组织分别取材1块。对于单个肿瘤最大直径≤3cm的小肝癌，应全部取材检查。实际取材的部位和数量还须根据肿瘤的直径和数量等情况考虑。

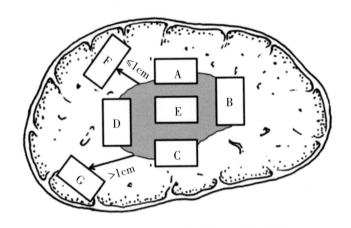

图4-1　肝脏肿瘤标本基线取材部位示意图

A、B、C、D：分别对应肿瘤12点、3点、6点和9点的癌与癌旁肝组织交界处；E：肿瘤区域；F：近癌旁肝组织区域；G：远癌旁肝组织区域

3　病理检查要点

大体标本观察与描述：对送检的所有手术标本全面观察，重点描述肿瘤的大小、数量、颜色、质地、与血管和胆管的关系、包膜状况、周围肝组织病变、肝硬化类型、肿瘤至切缘的距离以及切缘情况等。

显微镜下观察与描述：对所有取材组织全面观察，肝癌的病理诊断可参照2019第五版消化系统WHO，重点描述以下内容：肝癌的分化程度：可以采用国际上常用的Edmondson-Steiner四级（Ⅰ~Ⅳ）分级法或WHO推荐的高中低分化。肝癌的组织学类型：

常见有细梁型、粗梁型、假腺管型、团片型和纤维板层型等；肝癌的特殊细胞类型：如透明细胞型、富脂型、富淋巴细胞型、硬化型和未分化型等；肿瘤坏死（如肝动脉化疗栓塞治疗后）、淋巴细胞浸润及间质纤维化的范围和程度；肝癌生长方式：包括癌周浸润、包膜侵犯或突破、MVI 和卫星结节等；慢性肝病评估：肝癌常伴随不同程度的慢性病毒性肝炎或肝硬化，推荐采用较为简便的 Scheuer 评分系统和中国慢性病毒性肝炎组织学分级和分期标准。

MVI 诊断：MVI 是指在显微镜下于内皮细胞衬覆的脉管腔内见到癌细胞巢团，肝癌以门静脉分支侵犯（含包膜内血管）最为多见，在 ICC 可有淋巴管侵犯。病理分级方法：M0：未发现 MVI；M1（低危组）：≤5 个 MVI，且均发生于近癌旁肝组织（≤1cm）；M2（高危组）：>5 个 MVI，或 MVI 发生于远癌旁肝组织（>1cm）。MVI 和卫星灶可视为肝癌发生肝内转移过程的不同演进阶段，当癌旁肝组织内的卫星结节/卫星灶与 MVI 难以区分时，可一并计入 MVI 病理分级。MVI 是评估肝癌复发风险和选择治疗方案的重要参考依据，应作为组织病理学常规检查的指标。

4 免疫组织化学检查

肝癌免疫组化检查的主要目的是：①肝细胞良

性、恶性肿瘤之间的鉴别；②HCC与ICC以及其他特殊类型的肝脏肿瘤之间的鉴别；③原发性肝癌与转移性肝癌之间的鉴别。由于肝癌组织学类型的高度异质性，现有的肝癌细胞蛋白标志物在诊断的特异性和敏感性上均存在某种程度的不足，常需要合理组合、客观评估，有时还需要与其他系统肿瘤的标志物联合使用。

4.1 肝细胞癌

以下标志物对肝细胞标记阳性，有助于提示肝细胞来源的肿瘤，但不能作为区别肝细胞良性、恶性肿瘤的依据。

（1）精氨酸酶-1（Arginase-1）：肝细胞浆/胞核染色。

（2）肝细胞抗原（Hep Par-1）：肝细胞浆染色。

（3）肝细胞膜毛细胆管特异性染色抗体：如CD10、多克隆性癌胚抗原（pCEA）和胆盐输出泵蛋白（BSEP）等抗体，可以在肝细胞膜的毛细胆管面出现特异性染色，有助于确认肝细胞性肿瘤。

以下标志物有助于肝细胞良性、恶性肿瘤的鉴别。

（1）磷脂酰肌醇蛋白-3（Glypican-3，GPC-3）：肝细胞癌细胞浆及细胞膜染色。

（2）CD34：CD34免疫组化染色虽然并不直接标

记肝脏实质细胞，但可以显示不同类型肝脏肿瘤的微血管密度及其分布模式特点：如肝细胞癌为弥漫型、胆管癌为稀疏型、肝细胞腺瘤为斑片型、肝局灶性结节性增生为条索型等，结合肿瘤组织学形态有助于鉴别诊断。

（3）热休克蛋白70（HSP70）：肝细胞癌细胞浆或细胞核染色。

（4）谷氨酰胺合成酶（Glutamine synthetase，GS）：肝细胞癌多呈弥漫性细胞浆强阳性；部分肝细胞腺瘤，特别是β-catenin突变激活型肝细胞腺瘤也可以表现为弥漫阳性；在HGDN为中等强度灶性染色，阳性细胞数<50%；在肝局灶性结节性增生呈特征性不规则"地图样"染色；在正常肝组织仅中央静脉周围的肝细胞染色，这些特点有助于鉴别诊断。

4.2 胆管细胞癌

（1）上皮细胞表面糖蛋白MOC31：胆管癌细胞膜染色。

（2）细胞角蛋白CK7/CK19：胆管癌细胞胞浆染色。

（3）黏蛋白-1（MUC-1）：胆管癌细胞膜染色。

上述标志物阳性虽然可以提示胆管上皮起源的肿瘤，但在非肿瘤性的胆管上皮也可以阳性表达，需注意鉴别。

4.3　混合细胞癌

HCC 和 ICC 两种成分分别表达上述各自肿瘤的标志物。此外，CD56、CD117 和 EpCAM 等标志物阳性表达则可能提示肿瘤伴有干细胞分化特征，侵袭性更强。

5　转化/新辅助治疗后切除肝癌的病理评估

5.1　标本取材

对于临床标注有术前行转化/新辅助治疗的肝癌切除标本，可以按以下流程处理：在肿瘤床（肿瘤在治疗前所处的原始位置）最大直径处切开并测量三维尺寸。≤3cm 小肝癌应全部取材；而>3cm 的肿瘤应在最大直径处按 0.5~1cm 间隔将肿瘤切开，选择肿瘤坏死及残留最具代表性的切面进行取材，注意在取材时同时留取肿瘤床及周边肝组织以相互对照，也可以对大体标本照相用于组织学观察的对照。

5.2　镜下评估

主要评估肝癌切除标本肿瘤床的三种成分比例：①坏死肿瘤；②存活肿瘤；③肿瘤间质（纤维组织及炎症）。肿瘤床的这三个面积之和等于100%。在病理报告中应标注取材数量，在评估每张切片上述三种成分百分比的基础上，取均值确定残存肿瘤的总百分比。

5.3　完全病理缓解和明显病理缓解评估

完全病理缓解和明显病理缓解评估是评价术前治疗疗效和探讨最佳手术时机的重要病理指标。

完全病理缓解（Complete pathologic response，CPR）：是指在术前治疗后，完整评估肿瘤床标本的组织学后未发现存活肿瘤细胞。

明显病理缓解（Major pathologic response，MPR）：是指在术前治疗后，存活肿瘤减少到可以影响临床预后的阈值以下。在肺癌研究中常将MPR定义为肿瘤床残留肿瘤细胞减少到≤10%，这与肝癌术前经TACE治疗后，肿瘤坏死程度与预后的相关性研究结果也相同。MPR具体阈值有待进一步的临床研究确认。建议对初诊为MPR的肿瘤标本进一步扩大取材范围加以明确。

5.4　治疗后肝癌标本坏死程度的组织学评估

对免疫检查点抑制剂治疗后肝癌标本坏死程度的组织学评估方法，可参考借鉴一些开展相关研究较多的肿瘤类型，在工作中不断加深对肝癌组织学特点的了解，同时注意观察癌周肝组织有无免疫相关性肝损伤，包括肝细胞损伤、小叶内肝炎及胆管炎等。

6　肝癌病理诊断报告

主要由大体标本描述、显微镜下描述、免疫组化检查和病理诊断名称等部分组成，必要时还可以向临床提出说明和建议。此外，还可以附有与肝癌克隆起源检测、药物靶点检测、生物学行为评估以及预后判断等相关的分子病理学检查结果，提供临床参考。

第八节　肝癌的临床诊断标准及路线图

结合肝癌发生的高危因素、影像学特征以及血清学分子标志物，依据路线图的步骤对肝癌做出临床诊断（图4-2）。

有HBV或HCV感染，或有任何原因引起肝硬化者，至少每隔6个月进行1次超声显像及血清AFP检测，发现肝内直径≤2cm结节，多参数MRI、动态增强CT、超声造影或肝细胞特异性对比剂Gd-EOB-DTPA增强MRI 4项检查中至少有2项显示动脉期病灶明显强化、门脉期和/或延迟期肝内病灶强化低于肝实质即"快进快出"的肝癌典型特征，则可以做出肝癌的临床诊断；对于发现肝内直径>2cm结节，则上述4种影像学检查中只要有1项典型的肝癌特征，即可以临床诊断为肝癌。

有HBV或HCV感染，或有任何原因引起肝硬化者，随访发现肝内直径≤2cm结节，若上述4种影像学检查中无或只有1项检查有典型的肝癌特征，可以进行肝病灶穿刺活检或每2~3个月的影像学检查随访并结合血清AFP水平以明确诊断；对于发现肝内直径>2cm的结节，上述4种影像学检查无典型的肝癌特征，则需进行肝病灶穿刺活检以明确诊断。

有HBV或HCV感染，或有任何原因引起肝硬化者，如血清AFP升高，特别是持续升高，应进行影像学检查以明确肝癌诊断；若上述4种影像学检查中只要有1项检查有典型的肝癌特征、即可以临床诊断为肝癌；如未发现肝内结节，在排除妊娠、慢性或活动性肝病、生殖腺胚胎源性肿瘤以及消化道肿瘤的前提下，应密切随访血清AFP水平以及每隔2~3个月进行1次影像学复查。

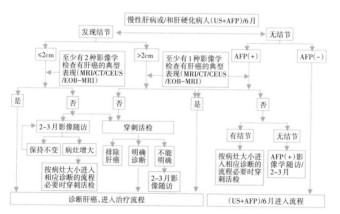

图4-2　肝癌诊断路线图

注：典型表现：增强动脉期（主要动脉晚期）病灶明显强化，门静脉或平衡期强化下降，呈"快进快出"强化方式。不典型表现：缺乏动脉期病灶强化或门静脉和平衡期强化没有下降或下降不明显，甚至强化稍有增加等。MRI：磁共振动态增强扫

描。CT：CT动态增强扫描。CEUS：超声造影（Contrast enhanced-ultrasonography），使用超声对比剂实时观察正常组织和病变组织的血流灌注情况。EOB-MRI：肝细胞特异性对比剂钆塞酸二钠（Gd-EOB-DTPA）增强磁共振扫描。AFP（+）：超过血清AFP检测正常值。

第九节　分期

肝癌的分期对于预后评估、合理治疗方案的选择至关重要。国外有多种分期方案，如：BCLC、TNM、JSH、APASL等。结合中国的具体国情及实践积累，依据病人一般情况、肝肿瘤情况及肝功能情况，建立中国肝癌的分期方案（China liver cancer staging，CNLC），包括：CNLC Ⅰa期、Ⅰb期、Ⅱa期、Ⅱb期、Ⅲa期、Ⅲb期、Ⅳ期，具体分期方案描述见图4-3。

CNLC Ⅰa期：体力活动状态（performance status，PS）评分0~2分，肝功能Child-Pugh A/B级，单个肿瘤、直径≤5cm，无血管侵犯和肝外转移；

CNLC Ⅰb期：PS 0~2分，肝功能Child-Pugh A/B级，单个肿瘤、直径>5cm，或2~3个肿瘤、最大直径≤3cm，无血管侵犯和肝外转移；

CNLC Ⅱa期：PS 0~2分，肝功能Child-Pugh A/B级，2~3个肿瘤、最大直径>3cm，无血管侵犯和肝外转移；

CNLC Ⅱb期：PS 0~2分，肝功能Child-Pugh A/B

级，肿瘤数目≥4个、肿瘤直径不论，无血管侵犯和肝外转移；

CNLC Ⅲa期：PS 0~2分，肝功能Child-Pugh A/B级，肿瘤情况不论、有血管侵犯而无肝外转移；

CNLC Ⅲb期：PS 0~2分，肝功能Child-Pugh A/B级，肿瘤情况不论、血管侵犯不论、有肝外转移；

CNLC Ⅳ期：PS 3~4，或肝功能Child-Pugh C级，肿瘤情况不论、血管侵犯不论、肝外转移不论。

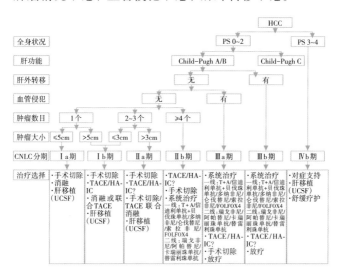

图4-3 中国肝癌临床分期及治疗路线图

注：系统抗肿瘤治疗包括：一线治疗：阿替利珠单抗+贝伐单抗、信迪利单抗+贝伐单抗类似物（达攸同）；多纳非尼、仑伐替尼、索拉非尼；FOLFOX4。二线治疗：瑞戈非尼、阿帕替尼、卡瑞利珠单抗、替雷利珠单抗

—— 第五章 ——

治——肝癌的治疗

肝癌治疗领域的特点是多学科参与、多种治疗方法共存，常见治疗方法包括肝切除术、肝移植术、消融治疗、TACE、放射治疗、系统抗肿瘤治疗等多种手段，针对不同分期的肝癌病人选择合理的治疗方法可以使疗效最大化。合理治疗方法的选择需要有高级别循证医学证据的支持。目前，有序组合的规范化综合疗法治疗肝癌的长期疗效最佳，但是基于不同治疗手段的现行分科诊疗体制与实现规范化综合疗法之间存在一定矛盾。因此，肝癌诊疗须重视多学科诊疗团队（Multidisciplinary team，MDT）的诊疗模式，特别是对疑难复杂病例的诊治，从而避免单科治疗的局限性，促进学科交流、提高整体疗效。建议肝癌MDT管理应围绕国家卫健委肝癌诊疗质控核心指标开展工作，但也需要同时考虑地区经济水平以及各医院医疗能力和条件的差异。

第一节　肝癌的外科治疗

肝癌的外科治疗是肝癌病人获得长期生存最重要的手段，主要包括肝切除术和肝移植术。

1　肝切除术的基本原则

①彻底性：完整切除肿瘤，切缘无残留肿瘤；②安全性：保留足够体积且有功能的肝组织（具有良好血供以及良好的血液和胆汁回流）以保证术后肝功能代偿，减少手术并发症、降低手术死亡率。

2　术前病人的全身情况及肝脏储备功能评估

在术前应对病人的全身情况、肝脏储备功能及肝脏肿瘤情况（分期及位置）进行全面评价，常采用美国东部肿瘤协作组提出的功能状态评分（ECOG PS）评估病人的全身情况；采用肝功能Child-Pugh评分、吲哚菁绿（ICG）清除试验或瞬时弹性成像测定肝脏硬度，评价肝脏储备功能情况。研究结果提示：经过选择的合并门静脉高压症的肝癌病人，仍可以接受肝切除手术，其术后长期生存优于接受其他治疗。因此，更为精确地评价门静脉高压的程度[如肝静脉压力梯度（HVPG）测定等]，有助于筛选适合手术切除的病人。如预期保留肝脏组织体积较小，则采用CT、

MRI或肝脏三维重建测定剩余肝脏体积，并计算剩余肝脏体积占标准化肝脏体积的百分比。通常认为，肝功能Child-Pugh A级、ICG-R15<30%是实施手术切除的必要条件；剩余肝脏体积须占标准肝脏体积的40%以上（伴有慢性肝病、肝实质损伤或肝硬化者）或30%以上（无肝纤维化或肝硬化者），也是实施手术切除的必要条件。有肝功能损害者，则需保留更多的剩余肝脏体积。

3 肝癌切除的适应证

（1）肝脏储备功能良好的CNLC Ⅰa期、Ⅰb期和Ⅱa期肝癌的首选治疗方式是手术切除。既往研究结果显示，对于直径<3cm肝癌，手术切除和射频消融治疗疗效无显著差异，但是新近的研究显示手术切除后局部复发率显著低于射频消融后，且手术切除的远期疗效更好。即使对于复发性肝癌，手术切除的预后仍然优于射频消融。

（2）对于CNLC Ⅱb期肝癌病人，多数情况下不宜首选手术切除，而以TACE为主的非手术治疗为首选。如果肿瘤局限在同一段或同侧半肝者，或可以同时行术中消融处理切除范围外的病灶，即使肿瘤数目>3个，手术切除有可能获得比其他治疗更好的效果，因此也推荐手术切除，但是需更为谨慎地进行术前多学科评估。

（3）对于CNLC Ⅲ a期肝癌，绝大多数不宜首选手术切除，而以系统抗肿瘤治疗为主的非手术治疗为首选。如符合以下情况也可以考虑手术切除：①合并门静脉分支癌栓（程氏分型Ⅰ/Ⅱ型）者（附录五），若肿瘤局限于半肝或肝脏同侧，可以考虑手术切除肿瘤并经门静脉取栓，术后再实施TACE治疗、门静脉化疗或其他系统抗肿瘤治疗；门静脉主干癌栓（程氏分型Ⅲ型）者术后短期复发率较高，多数病人的术后生存不理想，因此不是手术切除的绝对适应证。对于可以切除的有门静脉癌栓的肝癌病人，术前接受三维适形放射治疗，可以改善术后生存。②合并胆管癌栓但肝内病灶亦可以切除者。③部分肝静脉受侵犯但肝内病灶可以切除者。

（4）对于伴有肝门部淋巴结转移者（CNLC Ⅲ b期），可以考虑切除肿瘤的同时行肝门淋巴结清扫或术后外放射治疗。周围脏器受侵犯可以一并切除者，也可以考虑手术切除。

此外，对于术中探查发现不适宜手术切除的肝癌，可以考虑行术中肝动脉、门静脉插管化疗或术中其他的局部治疗措施，或待手术创伤恢复后接受后续TACE治疗、系统抗肿瘤治疗等非手术治疗。

4 肝癌根治性切除标准

（1）术中判断标准：①肝静脉、门静脉、胆管以及下腔静脉未见肉眼癌栓；②无邻近脏器侵犯，无肝门淋巴结或远处转移；③肝脏切缘距肿瘤边界≥1cm；如切缘<1cm，则切除肝断面组织学检查无肿瘤细胞残留，即切缘阴性。

（2）术后判断标准：①术后1~2个月行超声、CT、MRI检查（必须有其中两项）未发现肿瘤病灶；②如术前血清AFP、DCP等血清肿瘤标记物升高者，则要求术后2个月血清肿瘤标记物定量测定，其水平降至正常范围内。切除术后血清肿瘤标记物如AFP下降速度，可以早期预测手术切除的彻底性。

5 手术切除技术

常用的肝切除技术主要是包括入肝和出肝血流控制技术、肝脏离断技术以及止血技术。术前三维可视化技术进行个体化肝脏体积计算和虚拟肝切除有助于在实现肿瘤根治性切除目标的前提下，设计更为精准的切除范围和路径以保护剩余肝脏的管道、保留足够的残肝体积。

近年来，腹腔镜肝脏外科飞速发展。腹腔镜肝切除术具有创伤小和术后恢复快等优点，其肿瘤学效果在经过选择的病人中与开腹肝切除术相当。腹腔镜肝切除术其适应证和禁忌证尽管原则上与开腹手术类似，但是仍然建议根据肿瘤大小、肿瘤部位、肿瘤数目、合并肝脏基础疾病以及手术团队的技术水平等综合评估、谨慎开展。对于巨大肝癌、多发肝癌、位于困难部位及中央区紧邻重要管道肝癌和肝癌合并重度肝硬化者，建议经严格选择后由经验丰富的医师实施该治疗。应用腹腔镜超声检查结合吲哚菁绿荧光肿瘤显像，可以有助于发现微小病灶、标记切除范围从而获得肿瘤阴性切缘。

解剖性切除与非解剖性切除均为常用的肝切除技术，都需要保证有足够的切缘才能获得良好的肿瘤学效果。解剖性切除对于伴有MVI的肝癌病例，相对于非解剖性切除，虽然总体生存没有区别，但局部复发率更低。有研究发现，宽切缘（≥1cm的切缘）的肝切除效果优于窄切缘的肝切除术，特别是对于术前可预判存在MVI的病人。对于巨大肝癌，可以采用最后游离肝周韧带的前径路肝切除法。对于多发性肝癌，可以采用手术切除结合术中消融治疗。对于门静脉癌栓者，行门静脉取栓术时应暂时阻断健侧门静脉血流，防止癌栓播散。对于肝静脉癌栓或腔静脉癌栓者，可以行全肝血流阻断，尽可能整块去除癌栓。对于肝癌伴胆管癌栓者，切除肝脏肿瘤的同时联合胆管切除，争取获得根治切除的机会。

对于开腹后探查发现肝硬化程度较重、肿瘤位置深在、多结节的肝癌，可以考虑仅行术中消融治疗以降低手术风险。

6 以手术为主的综合治疗策略

基于既往的大宗病例的数据，中晚期肝癌（CN-LC Ⅱb、Ⅲa、Ⅲb期）手术后总体生存虽然不令人满意，但在缺乏其他有效的治疗手段的情况下，手术切除仍可以使部分病人获益。当前系统抗肿瘤治疗与综合治疗取得了的长足进步，系统抗肿瘤治疗和/或局部治疗控制肿瘤的效果可以为中晚期肝癌病人行根治性切除、降低术后复发和改善预后提供更多可能。因此，中晚期肝癌病人直接手术切除的策略需要重新认识。探索中晚期肝癌以手术为主的综合治疗新策略已成为近期关注重点。

6.1 潜在可切除肝癌的转化治疗

转化治疗是将不可切除的肝癌转化为可切除肝癌，是中晚期肝癌病人获得根治性切除和长期生存的途径之一。对于潜在可以切除的肝癌，建议采用多模式、高强度的抗肿瘤治疗策略促其转化，同时必须兼顾治疗的安全性和生活质量。

6.1.1　针对肿瘤的转化治疗

（1）系统抗肿瘤治疗：系统抗肿瘤治疗的单独或联合应用是中晚期肝癌转化治疗的主要方式之一。肝癌缓解的深度、速度和持续时间以及器官特异性的缓解，是影响后续治疗决策的重要因素。不同的药物组合对肝脏组织和后续手术安全性的影响，需要更多的探索。

（2）局部治疗：包括TACE、肝动脉置管持续化疗灌注（Hepatic Arterial Infusion Chemotherapy, HAIC）等局部治疗手段为初始不可切除肝癌病人创造潜在手术切除机会，并且能够转化为生存获益。放射治疗联合HAIC、HAIC联合TACE可以进一步提高转化率。系统抗肿瘤治疗联合局部治疗有望获得更高的肿瘤缓解和更高的转化切除率。

6.1.2　针对余肝体积不足的转化治疗

（1）经门静脉栓塞（Portal vein embolization, PVE）肿瘤所在的半肝，使剩余肝脏代偿性增生后再切除肿瘤。PVE成功率为60%~80%，并发症发生率10%~20%。PVE后余肝增生时间相对较长（通常4~6周），约有20%以上病人因肿瘤进展或余肝增生体积不足而失去手术机会。

（2）联合肝脏分隔和门静脉结扎的二步肝切除术（Associating liver partition and portal vein ligation for staged hepatectomy，ALPPS），适合于预期剩余肝脏体积占标准肝脏体积小于40%的病人。近年来已出现多种ALPPS改进术式，主要集中于一期手术肝断面分隔操作（部分分隔和使用射频消融、微波、止血带等方式分隔）以及采用腹腔镜微创入路行ALPPS。术前评估非常重要，需要综合考虑肝硬化程度、病人年龄、短期承受两次手术的能力等。ALPPS术可以在短期内提高肝癌的切除率，快速诱导余肝增生的能力优于PVE；因两期手术间隔短，故能最大程度减少肿瘤进展风险，肿瘤切除率达95%~100%。研究结果显示，ALPPS治疗巨大或多发肝癌的效果优于TACE。需注意短期内两次手术的创伤以及二期手术失败的可能性，建议谨慎、合理地选择手术对象并由经验丰富的外科医师施行ALPPS术。另外，对于老年肝癌病人慎行ALPPS术。

6.2 术前新辅助治疗

根据美国国立癌症研究院的定义，新辅助治疗是在主要治疗（通常是外科手术）之前缩小肿瘤的治疗，常见的新辅助治疗包括系统抗肿瘤治疗、放射治疗等，其目标是减少术后复发，延长术后生存。对于可以切除的中晚期肝癌（CNLC Ⅱb、Ⅲa期），通过新辅助治疗将肿瘤学特征较差的肝癌转化为肿瘤学特征较好的肝癌，从而减少术后复发、延长生存。如可手术切除肝癌合并门静脉癌栓者，术前行三维适形放射治疗可以提高疗效。但对于外科技术上可以切除的肝癌，术前TACE并不能延长病人生存。免疫治疗联合靶向药物、免疫治疗的单药或联合治疗等策略用于可以手术切除肝癌的术前或围术期治疗，有望进一步提高手术疗效。而对于更为早期的肝癌（CNLC Ⅰa、Ⅰb、Ⅱa期），术前治疗能否改善病人生存、减少复发，仍需要临床研究证实。

6.3 术后辅助治疗

肝癌切除术后5年肿瘤复发转移率高达40%~70%，这与术前可能已经存在微小播散灶或多中心发生有关，故所有病人术后需要接受密切随访。对于具有高危复发风险的病人，两项随机对照研究证实术后TACE治疗具有减少复发、延长生存的效果。另一项随机对照研究结果显示，肝切除术后接受槐耳颗粒治疗可以减少复发并延长病人生存时间。对于HBV感染的肝癌病人，核苷类似物抗病毒治疗不仅能够控制基础肝病，还有助于降低术后肿瘤复发率。对于HCV感染的肝癌病人，直接作用抗病毒药物（DAAs）可以获得持续的病毒学应答，目前没有确凿的数据表明DAAs治疗与肝癌术后肿瘤复发风险增加或降低、复发的时间差异或复发肝癌的侵袭性相关。此外，对于伴有门静脉癌栓病人术后经门静脉置管化疗联合

肝癌

第五章 治——肝癌的治疗

057

TACE，也可以延长病人生存。尽管有临床随机研究提示，α-干扰素可以减少复发、延长生存时间，但仍存争议。有报道发现，肝癌miR-26a表达与α-干扰素治疗的疗效相关，该结果也有待于进一步多中心随机对照试验证实。术后利用免疫治疗、靶向药物、HAIC单独或联合应用的策略正在积极探索中。一旦发现肿瘤复发，根据复发肿瘤的特征，可以选择再次手术切除、消融治疗、介入治疗、放射治疗或系统抗肿瘤治疗等，延长病人生存。

第二节 肝移植术

1 肝癌肝移植适应证

肝移植是肝癌根治性治疗手段之一，尤其适用于肝功能失代偿、不适合手术切除及消融治疗的小肝癌病人。合适的肝癌肝移植适应证是提高肝癌肝移植疗效、保证宝贵的供肝资源得到公平合理应用、平衡有（或）无肿瘤病人预后差异的关键。

关于肝癌肝移植适应证，国际上主要采用米兰（Milan）标准、美国加州大学旧金山分校（UCSF）标准等。国内尚无统一标准，已有多家单位和学者陆续提出了不同的标准，包括上海复旦标准、杭州标准、华西标准和三亚共识等，这些标准对于无大血管侵犯、淋巴结转移及肝外转移的要求都是一致的，但是对于肿瘤大小和数目的要求不尽相同。上述国内标准在未明显降低术后总体生存率的前提下，均不同程度地扩大了肝癌肝移植的适用范围，使更多的肝癌病人因肝移植手术受益，但是需要多中心协作研究以支持和证明，从而获得高级别的循证医学证据。经专家组充分讨论，现阶段本规范推荐采用 UCSF 标准，即单个肿瘤直径≤6.5cm；肿瘤数目≤3 个，其中最大肿瘤直径≤4.5cm，且肿瘤直径总和≤8.0cm；无大血管侵犯。中国人体器官分配与共享基本原则和核心政策对肝癌肝移植有特别说明，规定肝癌受体可以申请早期肝细胞癌特例评分，申请成功可以获得 MELD 评分 22 分（≥12 岁肝脏移植等待者），每 3 个月进行特例评分续期。

　　符合肝癌肝移植适应证的肝癌病人在等待供肝期间可以接受桥接治疗控制肿瘤进展，以防止病人失去肝移植机会，是否降低肝移植术后复发概率目前证据有限。部分肿瘤负荷超出肝移植适应证标准的肝癌病人可以通过降期治疗将肿瘤负荷缩小而符合适应证范围。通常用于治疗肝癌的姑息治疗方法都可以被用于桥接或者降期治疗，包括经动脉化疗栓塞术（Transarterial chemoembolization，TACE）、⁹⁰Y 放射栓塞、消融治疗、立体定向放射治疗（Stereotactic body radiation therapy，SBRT）和系统抗肿瘤治疗等。降期治疗成功后的肝癌病例，肝移植术后疗效预后优于非肝移植病例。

外科技术的发展扩大了可用供肝的范围。活体肝移植治疗肝癌的适应证可以尝试进一步扩大。

2　肝癌肝移植术后复发的预防和治疗

肿瘤复发是肝癌肝移植术后面临的主要问题。其危险因素包括肿瘤分期、肿瘤血管侵犯、术前血清AFP水平以及免疫抑制剂用药方案等。术后早期撤除或无激素方案、减少肝移植后早期钙调磷酸酶抑制剂的用量可以降低肿瘤复发率。肝癌肝移植术后采用以mTOR抑制剂（如雷帕霉素、依维莫司）为主的免疫抑制方案可以能减少肿瘤复发，提高生存率。

肝癌肝移植术后一旦肿瘤复发转移（75%的病例发生在肝移植术后2年内），病情进展迅速，复发转移后病人中位生存时间为7~16个月。在多学科诊疗的基础上，采取包括变更免疫抑制方案、再次手术切除、TACE、消融治疗、放射治疗、系统抗肿瘤治疗等综合治疗手段，可能延长病人生存。免疫检查点抑制剂用于肝癌肝移植术前及术后的治疗仍需慎重。

第三节　局部消融治疗

尽管外科手术被认为是肝癌根治性治疗的首选治疗方式，但由于大多数病人合并有不同程度的肝硬化，部分病人不能耐受手术治疗。目前已经广泛应用的消融治疗，具有对肝功能影响少、创伤小、疗效确切的特点，在一些早期肝癌病人中可以获得与手术切除相类似的疗效。

肝癌消融治疗是借助医学影像技术的引导，对肿瘤病灶靶向定位，局部采用物理或化学的方法直接杀灭肿瘤组织的一类治疗手段。主要包括射频消融（Radiofrequency ablation，RFA）、微波消融（Microwave ablation，MWA）、无水乙醇注射治疗（Percutaneous ethanol injection，PEI）、冷冻消融（Cryoablation，CRA）、高强度超声聚焦消融（High intensity focused ultrasound ablation，HIFU）、激光消融（laser ablation，LA）、不可逆电穿孔（Irreversible electroporation，IRE）等。消融治疗常用的引导方式包括超声、CT和MRI，其中最常用的是超声引导，具有方便、实时、高效的特点。CT、MRI可以用于观察和引导常规超声无法探及的病灶。CT及MRI引导技术还可以应用于肺、肾上腺、骨等肝癌转移灶的消融治疗。

消融的路径有经皮、腹腔镜、开腹或经内镜四种方式。大多数的小肝癌可以经皮穿刺消融，具有经济、方便、微创等优点。位于肝包膜下的肝癌、特别是突出肝包膜外的肝癌经皮穿刺消融风险较大，影像学引导困难的肝癌或经皮消融高危部位的肝癌（贴近心脏、膈肌、胃肠道、胆囊等），可以考虑采用经腹腔镜消融、开腹消融或水隔离技术的方法。

消融治疗主要适用于CNLC Ⅰa期及部分Ⅰb期肝癌（即单个肿瘤、直径≤5cm；或2~3个肿瘤、最大直径<3cm）；无血管、胆管和邻近器官侵犯以及远处转移，肝功能Child-Pugh A/B级者，可以获得根治性的治疗效果。对于不适合手术切除的直径3~7cm的单发肿瘤或多发肿瘤，可以联合TACE治疗，其效果优于单纯的消融治疗。

1 目前常用消融手段

RFA：RFA是肝癌微创治疗常用消融方式，其优点是操作方便、住院时间短、疗效确切、消融范围可控性好，特别适用于高龄、合并其他疾病、严重肝硬化、肿瘤位于肝脏深部或中央型肝癌的病人。对于能够手术的早期肝癌病人，RFA的无瘤生存率和总生存率类似或略低于手术切除，但并发症发生率低、住院时间较短。对于单个直径≤2cm肝癌，有证据显示RFA的疗效与手术切除类似，特别是位于中央型的肝癌。

RFA治疗的技术要求是肿瘤整体灭活和具有足够的消融安全边界，并尽量减少正常肝组织损伤，其前提是对肿瘤浸润范围的准确评估和卫星灶的识别。因此，强调治疗前精确的影像学检查。超声造影技术有助于确认肿瘤的实际大小和形态、界定肿瘤浸润范围、检出微小肝癌和卫星灶，尤其在超声引导消融过程中可以为制定消融方案灭活肿瘤提供可靠的参考依据。

MWA：近年来MWA应用比较广泛，在局部疗效、并发症发生率以及远期生存方面与RFA相比都无显著差异。其特点是消融效率高、所需消融时间短、能降低RFA所存在的"热沉效应"。利用温度监控系统有助于调控功率等参数，确定有效热场范围，保护热场周边组织避免热损伤，提高MWA消融安全性。至于MWA和RFA这两种消融方式的选择，可以根据肿瘤的大小、位置，选择更适宜的消融方式。

PEI：PEI对直径≤2cm的肝癌消融效果确切，远期疗效与RFA类似，但>2cm肿瘤局部复发率高于RFA。PEI的优点是安全，特别适用于癌灶贴近肝门、胆囊及胃肠道组织等高危部位，但需要多次、多点穿刺以实现药物在瘤内弥散作用。

2　基本技术注意事项

操作医师必须经过严格培训和积累足够的实践经

验，掌握各种消融技术手段的优缺点与治疗选择适应证。治疗前应该全面充分地评估病人的全身状况、肝功能状态、凝血功能及肿瘤的大小、位置、数目以及与邻近器官的关系，制定合理的穿刺路径、消融计划及术后照护，在保证安全的前提下，达到有效的消融安全范围。

根据肿瘤的大小、位置，强调选择适合的影像引导设备（超声或CT等）和消融方法（RFA、MWA或PEI等），有条件的可采用多模态融合影像引导。

临近肝门部或靠近一、二级胆管的肝癌需要谨慎应用消融治疗，避免发生损伤胆管等并发症。采用PEI的方法较为安全，或消融联合PEI方法。如果采用热消融方法，肿瘤与一、二级肝管之间要有足够的安全距离（至少超过5mm），并采用安全的消融参数（低功率、短时间、间断辐射）。对于有条件的消融设备推荐使用温度监测方法。对直径>5cm的病灶推荐TACE联合消融联合治疗，效果优于单纯的消融治疗。

消融范围应力求覆盖包括至少5mm的癌旁组织，以获得"安全边缘"，彻底杀灭肿瘤。对于边界不清晰、形状不规则的癌灶，在邻近肝组织及结构条件许可的情况下，建议适当扩大消融范围。

3 对于直径3~5cm的肝癌治疗选择

数项前瞻性随机对照临床试验和系统回顾性分析显示，宜首选手术切除。在临床实践中，应该根据病人的一般状况和肝功能，肿瘤的大小、数目、位置决定，并结合从事消融治疗医师的技术和经验，全面考虑后选择合适的初始治疗手段。通常认为，如果病人能够耐受肝切除术，以及肝癌位置表浅或位于肝脏边缘或不适合消融的高危部位肝癌，应首选手术切除。对于2~3个癌灶位于不同区域或者位居肝脏深部或中央型的肝癌，可以选择消融治疗或者手术切除联合消融治疗。

4 肝癌消融治疗后的评估和随访

局部疗效评估的推荐方案是在消融后1个月左右，复查动态增强CT、多参数MRI扫描或超声造影，以评价消融效果。另外，还要检测血清学肿瘤标志物动态变化。影像学评判消融效果可以分为：①完全消融（Complete ablation）：经动态增强CT、多参数MRI扫描或超声造影随访，肿瘤消融病灶动脉期未见强化，提示肿瘤完全坏死；②不完全消融（In-complete ablation）：经动态增强CT、多参数MRI扫描或超声造影随访，肿瘤消融病灶内动脉期局部有强化，提示有肿瘤残留。对治疗后有肿瘤残留者，可以进行再次消融治疗；若2次消融后仍有肿瘤残留，应放弃消融疗法，改用其他疗法。完全消融后应定期随访复查，通常情况下每隔2~3个月复查血清学肿瘤标志物、超声显像、增强CT或多参数MRI扫描，以便及时发现可能的局部复发病灶和肝内新发病灶，利用消融治疗微创安全和简便易于反复施行的优点，有效地控制肿瘤进展。

5 肝癌消融与系统治疗的联合

消融联合系统治疗尚处于临床探索阶段。相关研究显示，消融治疗提高肿瘤相关抗原和新抗原释放；增强肝癌相关抗原特异性T细胞应答；激活或者增强机体抗肿瘤的免疫应答反应。消融治疗联合免疫治疗可以产生协同抗肿瘤作用。目前多项相关临床研究正在开展之中。

第四节 经动脉化疗栓塞术

经动脉化疗栓塞术（Transarterial chemoembolization，TACE）是肝癌常用的非手术治疗方法。

1 TACE的基本原则

要求在数字减影血管造影机下进行；必须严格掌握治疗适应证；必须强调超选择插管至肿瘤的供养血

管内治疗；必须强调保护病人的肝功能；必须强调治疗的规范化和个体化；如经过 3~4 次 TACE 治疗后，肿瘤仍继续进展，应考虑换用或联合其他治疗方法，如局部消融、系统治疗、放疗以及外科手术等。

2 TACE 的适应证

有手术切除或消融治疗适应证，但由于高龄、肝功能储备不足、肿瘤高危部位等非手术原因，不能或不愿接受上述治疗方法的 CNLC Ⅰ a、Ⅰ b 和 Ⅱ a 期肝癌病人；CNLC Ⅱ b、Ⅲ a 和部分Ⅲ b 期肝癌病人，肝功能 Child-PughA/B 级，ECOG PS 评分 0~2；门静脉主干未完全阻塞，或虽完全阻塞但门静脉代偿性侧支血管丰富或通过门静脉支架植入可以恢复门静脉血流的肝癌病人；肝动脉-门脉静分流造成门静脉高压出血的肝癌病人；具有高危复发因素（包括肿瘤多发、合并肉眼或镜下癌栓、姑息性手术、术后 AFP 等肿瘤标志物未降至正常范围等）肝癌病人手术切除后，可以采用辅助性 TACE 治疗，降低复发、延长生存；初始不可切除肝癌手术前的 TACE 治疗，可以实现转化，为手术切除及消融创造机会；肝移植等待期桥接治疗；肝癌自发破裂病人。

3　TACE禁忌证

肝功能严重障碍（Child-Pugh C级），包括黄疸、肝性脑病、难治性腹水或肝肾综合征等；无法纠正的凝血功能障碍；门静脉主干完全被癌栓/血栓栓塞，且侧支血管形成少；严重感染或合并活动性肝炎且不能同时治疗者；肿瘤远处广泛转移，估计生存期<3个月者；恶液质或多器官功能衰竭者；肿瘤占全肝体积的比例≥70%（如果肝功能基本正常，可以考虑采用少量碘油乳剂和颗粒性栓塞剂分次栓塞）；外周血白细胞和血小板显著减少，白细胞<3.0×10⁹/L，血小板<50×10⁹/L（非绝对禁忌，如脾功能亢进者，排除化疗性骨髓抑制）；肾功能障碍：血肌酐>2mg/dl或者血肌酐清除率<30mL/min。

4　TACE操作程序要点和分类

规范的动脉造影：通常采用Seldinger方法，经皮穿刺股动脉（或桡动脉）途径插管，将导管置于腹腔干或肝总动脉行DSA减影，减影图像采集应包括动脉期、实质期及静脉期；如发现肝脏部分区域血管稀少/缺乏或肿瘤染色不完全，必须寻找肿瘤侧支动脉供血，需做肠系膜上动脉、胃左动脉、膈下动脉、右肾动脉（右肾上腺动脉）或胸廓内动脉等造影，以发现异位起源的肝动脉或肝外动脉侧支供养血管。仔细分析造影表现，明确肿瘤部位、大小、数目以及供血动脉支。

根据动脉插管化疗、栓塞操作的不同，通常分为，①动脉灌注化疗（Transarterial infusion，TAI）或HAIC（具体应用见附录六）：是指经肿瘤供血动脉灌注化疗，包括留置导管行持续灌注化疗，常用化疗药物有蒽环类、铂类和氟尿嘧啶类等，需根据化疗药物的药代动力学特点设计灌注药物的浓度和时间。②动脉栓塞（Transarterial embolization，TAE）：单纯用颗粒型栓塞剂栓塞肿瘤的供血动脉分支。③TACE：是指将带有化疗药物的碘化油乳剂或载药微球、补充栓塞剂[明胶海绵颗粒、空白微球、聚乙烯醇颗粒（PVA）]等经肿瘤供血动脉支的栓塞治疗。栓塞时应尽可能栓塞肿瘤的所有供养血管，以尽量使肿瘤去血管化。根据栓塞剂的不同，可以分为常规TACE（Conventional-TACE，cTACE）和药物洗脱微球TACE（Drug-eluting beads-TACE，DEB-TACE），又称载药微球TACE。cTACE是指采用以碘化油化疗药物乳剂为主，辅以明胶海绵颗粒、空白微球或PVA的栓塞治疗。通常先灌注一部分化疗药物，一般灌注时间不应<20min。然后将另一部分化疗药物与碘化油混合成乳剂进行栓塞。超液化碘化油与化疗药物需充分混合成乳剂，碘化油

用量一般为5~20mL，最多不超过30mL。在透视监视下依据肿瘤区碘化油沉积是否浓密、瘤周是否已出现门静脉小分支显影为碘化油乳剂栓塞的终点。在碘化油乳剂栓塞后加用颗粒性栓塞剂。尽量避免栓塞剂反流栓塞正常肝组织或进入非靶器官。DEB-TACE是指采用加载化疗药物的药物洗脱微球为主的栓塞治疗。载药微球可以负载阿霉素、伊立替康等正电荷化疗药物，载药微球粒径大小主要有70~150μm、100~300μm、300~500μm或500~700μm等，应根据肿瘤大小、血供情况和治疗目的选择不同粒径的微球，常用为100~300μm、300~500μm。DEB-TACE可以栓塞肝癌供血动脉使肿瘤缺血坏死，同时作为化疗药物的载体，持续稳定释放药物的优势，可以使肿瘤局部达到较高血药浓度。DEB-TACE推注速度推荐1mL/min，需注意微球栓塞后再分布，尽可能充分栓塞远端肿瘤滋养动脉，同时注意保留肿瘤近端供血分支，减少微球反流对正常肝组织损害。

精细TACE治疗：为减少肿瘤的异质性导致TACE疗效的差异，提倡精细TACE治疗。精细TACE包括：①微导管超选择插管至肿瘤的供血动脉分支进行栓塞；②推荐TACE术中采用锥形束CT（Cone beam CT，CBCT）技术为辅助的靶血管精确插管及监测栓塞后疗效；③栓塞材料的合理应用，包括碘化油、微球、药物洗脱微球等；④ 根据病人肿瘤状况、肝功能情况和治疗目的采用不同的栓塞终点。

5　TACE术后常见不良反应和并发症

TACE治疗的最常见不良反应是栓塞后综合征，主要表现为发热、疼痛、恶心和呕吐等。发热、疼痛的发生原因是肝动脉被栓塞后引起局部组织缺血、坏死，而恶心、呕吐主要与化疗药物有关。此外，还有穿刺部位出血、白细胞下降、一过性肝功能异常、肾功能损害以及排尿困难等其他常见不良反应。介入治疗术后的不良反应会持续5~7天，经对症治疗后大多数病人可以完全恢复。

并发症：急性肝、肾功能损害；消化道出血；胆囊炎和胆囊穿孔；肝脓肿和胆汁瘤形成；栓塞剂异位栓塞（包括碘化油肺和脑栓塞、消化道穿孔、脊髓损伤、膈肌损伤等）。

6　TACE治疗的疗效评价

根据实体瘤mRECIST评价标准以及EASL评价标准评估肝癌局部疗效，长期疗效指标为病人总生存时间（Overall survival，OS）；短期疗效为客观应答率（Objective response rate，ORR）、TACE治疗至疾病进展时间（Time to progress，TTP）。

7 影响 TACE 远期疗效的主要因素

肝硬化程度、肝功能状态；血清 AFP 水平；肿瘤负荷和临床分期；肿瘤包膜是否完整；门静脉/肝静脉、下腔静脉有无癌栓；肿瘤血供情况；肿瘤的病理分型；病人的体能状态；有慢性乙型肝炎背景病人的血清 HBV-DNA 水平；是否联合消融、分子靶向药物、免疫治疗、放疗、外科手术等综合治疗。

8 随访及 TACE 间隔期间治疗

一般建议第一次 TACE 治疗后 4~6 周时复查增强 CT 和/或多参数 MRI 扫描、肿瘤相关标志物、肝肾功能和血常规检查等；若影像学随访显示肝脏肿瘤灶内碘油沉积浓密、肿瘤组织坏死无强化且无新病灶，暂时可以不做 TACE 治疗。后续是否需要 TACE 治疗及频次应依随访结果而定，主要包括病人对上一次治疗的反应、肝功能和体能状况的变化。随访时间可以间隔 1~3 个月或更长时间，依据 CT 和/或 MRI 动态增强扫描评价肝脏肿瘤的存活情况，以决定是否需要再次进行 TACE 治疗。对于大肝癌/巨块型肝癌常要 3~4 次或以上的 TACE 治疗。目前主张 TACE 联合其他治疗方法，目的是控制肿瘤、提高病人生活质量和延长生存。

9 TACE 治疗注意点

提倡精细TACE治疗：主要为微导管超选择性插管至肿瘤的供血动脉支，精准地注入碘化油乳剂和颗粒性栓塞剂，以提高疗效和保护肝功能。

DEB-TACE 与 cTACE 治疗的总体疗效无显著差异，但肿瘤的客观有效率方面 DEB-TACE 具有一定的优势。

重视局部治疗联合局部治疗、局部治疗联合系统抗肿瘤治疗：① TACE 联合消融治疗：为了提高TACE疗效，主张在 TACE 治疗基础上酌情联合消融治疗，包括 RFA、MWA 以及冷冻等治疗。目前临床有两种 TACE 联合热消融治疗方式：序贯消融：先行TACE治疗，术后 1~4 周内加用消融治疗；同步消融：在TACE治疗的同时给予消融治疗，可以明显提高临床疗效，并减轻肝功能损伤。② TACE 联合外放射治疗：主要指门静脉主干癌栓、下腔静脉癌栓和局限性大肝癌介入治疗后的治疗。③ TACE 联合二期外科手术切除：大肝癌或巨块型肝癌在TACE治疗后转化并获得二期手术机会时，推荐外科手术切除。④ TACE 联合其他抗肿瘤治疗：包括联合分子靶向药物、免疫治疗、系统抗肿瘤治疗、放射免疫和靶向药物等。⑤ TACE 联合抗病毒治疗：对有 HBV、HCV 背景肝癌病人 TACE

治疗同时应积极抗病毒治疗。

对肝癌伴门静脉癌栓病人，在 TACE 基础上可以使用门静脉内支架置入术联合碘-125 粒子条或碘-125 粒子门静脉支架置入术，有效处理门静脉主干癌栓。采用碘-125 粒子条或直接穿刺植入碘-125 粒子治疗门静脉一级分支癌栓。

外科术后高危复发病人预防性 TACE 治疗：对肿瘤多发、合并肉眼或镜下癌栓、肿瘤直径>5cm 的病人，预防性 TACE 能延长病人总生存期和无瘤生存期。

第五节　肝动脉灌注化疗

肝动脉灌注化疗（Hepatic Arterial Infusion Chemotherapy，HAIC）是一种动脉内灌注化疗的介入治疗方式，我国学者按照 EACH 研究方案，提出了以奥沙利铂为主的 HAIC 方案，改进了灌注治疗的方式。初步研究表明，相对于传统的 TACE，mFOLFOX 为基础的 HAIC 治疗可获得较高的肿瘤缓解率和转化切除的机会，对肝癌伴门静脉癌栓患者（CNLC Ⅲa 期）采用 HAIC 联合索拉非尼治疗疗效明显优于单纯索拉非尼治疗。

第六节　放射治疗

放射治疗分为外放射治疗和内放射治疗。外放射治疗是利用放疗设备产生的射线（光子或粒子）从体外对肿瘤照射。内放射治疗是利用放射性核素，经机体管道或通过针道植入肿瘤内。

1 外放射治疗

1.1 外放射治疗适应证

①CNLC Ⅰa、部分Ⅰb期肝癌病人，如无手术切除或消融治疗适应证或不愿接受有创治疗，可以酌情考虑采用SBRT作为治疗手段。②CNLC Ⅱa、Ⅱb期肝癌病人，TACE联合外放射治疗，可以改善局部控制率、延长生存时间，较单用TACE、索拉非尼或TACE联合索拉非尼治疗的疗效好，可以适当采用。③CNLC Ⅲa期肝癌病人，可以切除的伴门静脉癌栓的肝癌行术前新辅助放射治疗或术后辅助放射治疗，延长生存；对于不能手术切除的，可以行姑息性放射治疗，或放射治疗与TACE等联合治疗，延长病人生存。④CNLC Ⅲb期肝癌病人，部分寡转移灶者，可以行SBRT，延长生存时间；淋巴结、肺、骨、脑或肾上腺等转移灶，外放射治疗可以减轻转移灶相关疼痛、梗阻或出血等症状，延长生存时间。⑤一部分无法手术切除的肝癌病人肿瘤放射治疗后缩小或降期，可以转化为手术切除；外放射治疗也可以用于等待肝癌肝移植术前的桥接治疗；肝癌术后病理示有MVI者、肝癌

手术切缘距肿瘤≤1cm的窄切缘者，术后辅助放射治疗可以减少病灶局部复发或远处转移，延长病人无瘤生存期。

1.2　外放射治疗禁忌证

肝癌病人如肝内病灶弥散分布，或CNLC Ⅳ期者，不建议行外放射治疗。

1.3　外放射治疗实施原则与要点

肝癌外放射治疗实施原则为综合考虑肿瘤照射剂量，周围正常组织耐受剂量，以及所采用的放射治疗技术。肝癌外放射治疗实施要点为：①放射治疗计划制定时，肝内病灶在增强CT中定义，必要时参考MRI影像等多种影像资料，可以利用正常肝组织的增生能力，放射治疗时保留部分正常肝不受照射，可能会使部分正常肝组织获得增生。②肝癌照射剂量，与病人生存时间及局部控制率密切相关，基本取决于周边正常组织的耐受剂量。肝癌照射剂量：立体定向放射治疗一般推荐≥30~60Gy/3~6分次（Fx）；常规分割放射治疗为50~75Gy；新辅助放射治疗门静脉癌栓的剂量可以为3Gy×6Fx。具有图像引导放射治疗（Image guided radiation therapy，IGRT）技术条件者，部分肝内病灶、癌栓或肝外淋巴结、肺、骨等转移灶可以行低分割放射治疗，以提高单次剂量、缩短放射治疗时间、疗效也不受影响甚至可以提高；非SBRT的低分割外放射治疗，可以利用模型计算放射治疗生物等效剂量（Biological Effective Dose，BED），有 HBV 感染病人的肝细胞 α/β 比值取 8Gy，肿瘤细胞 α/β 比值取 10~15Gy，作为剂量换算参考。③正常组织耐受剂量需考虑：放射治疗分割方式、肝功能 Child-Pugh 分级、正常肝（肝脏-肿瘤）体积、胃肠道瘀血和凝血功能状况等（附录七）。④肝癌放射治疗技术：建议采用三维适形或调强放射治疗、IGRT 或 SBRT 等技术。IGRT 优于非 IGRT 技术，螺旋断层放射治疗适合多发病灶的肝癌病人。呼吸运动是导致肝脏肿瘤在放射治疗过程中运动和形变的主要原因，目前可以采取多种技术以减少呼吸运动带来的影响，如门控技术、实时追踪技术、呼吸控制技术以及腹部加压结合 4D-CT 确定内靶区技术等。⑤目前缺乏较高级别的临床证据以支持肝癌病人质子放射治疗的生存率优于光子放射治疗。

1.4 外放射治疗主要并发症

放射性肝病（Radiation-induced liver diseases，RILDs）是肝脏外放射治疗的剂量限制性并发症，分典型性和非典型性两种：①典型 RILD：碱性磷酸酶（AKP）升高>2 倍正常值上限、无黄疸性腹腔积液、肝肿大；②非典型 RILD：AKP>2 倍正常值上限、丙氨酸转氨酶>正常值上限或治疗前水平 5 倍、肝功能 Child-Pugh 评分下降≥2 分，但是无肝肿大和腹腔积

第五章 治——肝癌的治疗

液。诊断 RILD 必须排除肝肿瘤进展、病毒性或药物性所致临床症状和肝功能损害。

2 质子束放射疗法（PBT）与内放射治疗

PBT 对于术后复发或残留肝癌病灶（大小<3cm，数目≤2个）的疗效与 RFA 相似。

内放射治疗是局部治疗肝癌的一种方法，包括 ^{90}Y 微球疗法、^{131}I 单抗、放射性碘化油、^{125}I 粒子植入等。RFA 治疗肝癌后序贯使用 ^{131}I-美妥昔单抗治疗，可以降低 RFA 治疗后局部复发率，改善病人生存。粒子植入技术包括组织间植入、门静脉植入、下腔静脉植入和胆道内植入，分别治疗肝内病灶、门静脉癌栓、下腔静脉癌栓和胆管内癌或癌栓。氯化锶（^{89}Sr）发射出 β 射线，可以用于靶向治疗肝癌骨转移病灶。

第七节　系统治疗

系统治疗或称之为全身性治疗，主要指抗肿瘤治疗，包括分子靶向药物治疗、免疫治疗、化学治疗和中医中药治疗等；另外还包括了针对肝癌基础疾病的治疗，如抗病毒治疗、保肝利胆和支持对症治疗等。

由于肝癌起病隐匿，首次诊断时只有不到30%的肝癌病人适合接受根治性治疗，系统抗肿瘤治疗在中晚期肝癌的治疗过程中发挥重要的作用。系统抗肿瘤治疗可以控制疾病的进展，延长病人的生存时间。系统抗肿瘤治疗的适应证主要为：①CNLC Ⅲa、Ⅲb期肝癌病人；②不适合手术切除或TACE治疗的CNLC Ⅱb期肝癌病人；③TACE治疗抵抗或TACE治疗失败的肝癌病人。

1 一线治疗

1.1 阿替利珠单抗联合贝伐珠单抗

阿替利珠单抗联合贝伐珠单抗可作为大多数不可切除肝癌患者的一线优选治疗（证据等级高）。全球多中心Ⅲ期IMbrave150研究结果显示，阿替利珠单抗联合贝伐珠单抗组的中位生存时间和无进展生存期较索拉非尼组均有明显延长，死亡风险降低34%，疾病进展风险降低35%。对于中国亚群人群，联合治疗组患者也有明显的临床获益，与索拉非尼相比死亡风险降低47%，疾病进展风险降低40%。并且联合治疗延迟了患者报告的中位生活质量恶化时间。常见的副作用有高血压，蛋白尿，肝功能异常，腹泻，食欲下降等。

1.2 信迪利单抗联合贝伐珠单抗

信迪利单抗联合贝伐珠单抗类似物（达攸同）已在我国被批准用于既往未接受过系统抗肿瘤治疗的不可切除或转移性肝癌的一线治疗。ORIENT32全国多中心Ⅲ期研究结果显示，信迪利单抗联合贝伐珠单抗类似物（达攸同）疗效显著优于索拉非尼组，与索拉非尼组相比，联合治疗组死亡风险下降43%，疾病进展风险下降44%。联合方案安全性较好，联合治疗组最常见的不良反应为蛋白尿，血小板减少，AST升高和高血压等。

1.3　多纳非尼

多纳非尼在我国已被批准用于既往未接受过全身系统性抗肿瘤治疗的不可切除肝癌病人。与索拉非尼相比，多纳非尼能够明显延长晚期肝癌的中位生存时间，死亡风险下降17%；多纳非尼和索拉非尼两组的中位无进展生存期相似，但多纳非尼组具有良好的安全性和耐受性。最常发生的不良反应为手足皮肤反应、谷草转氨酶升高、总胆红素升高、血小板降低和腹泻等。

1.4　仑伐替尼

仑伐替尼适用于不可切除的肝功能 Child-Pugh A 级的晚期肝癌病人。临床Ⅲ期对照研究显示，其总体生存期非劣于索拉非尼，研究达到非劣效终点 [风险比（HR）为 0.92，95%CI 为 0.79~1.06]。仑伐替尼组中位无进展生存期显著优于索拉非尼组，疾病进展风险下降34%。常见不良反应为高血压、蛋白尿、腹泻、食欲下降、疲劳、手足综合征以及甲状腺功能减退等。

1.5 索拉非尼

索拉非尼是最早用于肝癌系统抗肿瘤治疗的分子靶向药物。多项临床研究表明，索拉非尼对于不同国家地区、不同肝病背景的晚期肝癌病人都具有一定的生存获益。索拉非尼可以用于肝功能 Child-Pugh A 级或 B 级的病人，但是相对于肝功能 Child-Pugh B 级，Child-Pugh A 级的病人生存获益比较明显。治疗过程中应定期评估疗效和监测毒性。常见的不良反应为腹泻、手足综合征、皮疹、高血压、纳差以及乏力等，一般发生在治疗开始后的2~6周内。治疗过程中需要密切监测血压，定期检查肝肾功能、HBV-DNA、血常规、凝血功能以及尿蛋白等。在治疗过程中，还需要注意心肌缺血风险，特别高龄病人应给予必要的监测和相关检查。

1.6 系统化疗

FOLFOX4方案在我国被批准用于一线治疗不适合手术切除或局部治疗的局部晚期和转移性肝癌。另外，三氧化二砷对中晚期肝癌具有一定的姑息治疗作用，在临床应用时应注意监测和防治肝肾毒性。

1.7 其他一线治疗进展

免疫检查点抑制剂治疗广泛应用于各种实体瘤的治疗，单一的免疫检查点抑制剂有效率较低。目前多项临床研究证实，抗血管生成治疗可以改善肿瘤的微环境，增强PD-1/PD-L1抑制剂抗肿瘤的敏感性，抗血管生成联合免疫治疗可以取得协同抗肿瘤效果。目前，多项免疫检查点抑制剂联合抗血管生成药物一线治疗晚期肝癌的临床研究正在开展之中，初步结果显示联合治疗能够给晚期不能手术切除的肝癌病人带来临床获益。这些研究包括且不限于：卡瑞利珠单抗联合阿帕替尼Ⅲ期临床研究（SHR-1210-Ⅲ-310），仑伐替尼联合帕博利珠单抗Ⅲ期临床研究（LEAP 002），仑伐替尼联合纳武利尤单抗Ⅰb期临床研究（Study 117），CS1003（PD-1单抗）联合仑伐替尼Ⅲ期临床研究（CS1003-305），特瑞普利单抗联合仑伐替尼Ⅲ期临床研究等。除此之外，免疫检查点抑制剂与其他药物联合的临床研究也在开展中，如卡瑞利珠单抗联合奥沙利铂为主的系统化疗的Ⅲ期临床研究，度伐利尤单抗联合曲美木单抗（Tremelimumab）Ⅲ期临床研究（HIMALAYA），信迪利单抗联合IBI310（抗CTLA-4单抗）Ⅲ期临床研究等。

2 二线治疗

2.1 瑞戈非尼

瑞戈非尼被批准用于既往接受过索拉非尼治疗的肝癌病人。国际多中心Ⅲ期RESORCE研究评估了瑞戈非尼用于索拉非尼治疗后出现进展的肝癌病人的疗效和安全性。其结果显示，与安慰剂对照组相比，瑞戈非尼组病人死亡风险显著降低37%，疾病进展风险下降54%。常见不良反应为高血压、手足皮肤反应、乏力及腹泻等。其不良反应与索拉非尼类似，因此，不适合用于那些对索拉非尼不能耐受的病人。

2.2　阿帕替尼

甲磺酸阿帕替尼是我国自主研发的小分子靶向新药，已被批准单药用于既往接受过至少一线系统性抗肿瘤治疗后失败或不可耐受的晚期肝癌病人。阿帕替尼二线治疗中国晚期肝癌的Ⅲ期临床研究结果表明，与安慰剂相比，阿帕替尼显著延长二线或以上晚期肝癌病人的中位生存时间，死亡风险降低21.5%，疾病进展风险下降52.9%。常见不良反应是高血压、蛋白尿、白细胞减少症以及血小板减少症等。在使用过程中，应密切随访病人的不良反应，需要根据病人的耐受性给予必要的剂量调整。

2.3　卡瑞利珠单抗

卡瑞利珠单抗已被批准用于既往接受过索拉非尼治疗和/或含奥沙利铂系统化疗的晚期肝癌病人的治疗。卡瑞利珠单抗在既往系统抗肿瘤治疗过的中国肝癌的Ⅱ期临床研究结果显示，客观缓解率（ORR）为14.7%，6个月生存率为74.4%，12个月生存率为

55.9%。常见的不良反应是反应性毛细血管增生症、谷丙转氨酶/谷草转氨酶升高、甲状腺功能减退和乏力等。多项临床研究表明，卡瑞利珠单抗和阿帕替尼联合应用后，反应性毛细血管增生症的发生率明显下降。

2.4 替雷丽珠单抗

替雷利珠单抗被批准用于至少经过一次全身抗肿瘤治疗的肝癌病人的治疗。一项全球、多中心旨在评估替雷利珠单抗用于治疗既往接受过至少一种全身治疗的不可切除的肝癌的疗效和安全性的Ⅱ期研究（RATIONALE 208）结果显示，中位无进展时间2.7个月，中位生存时间13.2个月，其中接受过一线治疗患者和二线及以上治疗患者的中位生存时间分别为13.8个月和12.4个月。总人群的ORR为13.3%，其中接受过一线全身治疗病人的ORR为13.8%，接受过二线及以上治疗病人的ORR为12.6%。安全性良好，主要不良反应为谷草转氨酶升高、谷丙转氨酶升高、无力和甲状腺功能减退等。目前替雷利珠单抗对比索拉非尼一线治疗不可切除肝癌病人的国际多中心Ⅲ期研究（RATIONALE 301），以及替雷利珠单抗联合仑伐替尼一线治疗不可切除肝癌病人的中国多中心Ⅱ期研究（BGB-A317-211）正在开展中。

2.5 其他二线治疗方案

美国FDA曾附条件批准帕博利珠单抗和纳武利尤单抗联合伊匹木单抗，用于既往索拉非尼治疗后进展或无法耐受索拉非尼的肝癌病人，卡博替尼用于一线系统抗肿瘤治疗后进展的肝癌病人，雷莫芦单抗用于血清AFP水平≥400μg/L肝癌病人的二线治疗。

目前免疫检查点抑制剂治疗与靶向药物、化疗药物、局部治疗的联合方案用于肝癌的二线治疗的研究也在不断地探索之中，见表7-6。

3 其他治疗

3.1 中国医药学治疗

在病证辨治中西医结合临床医学体系指导下，采取病证结合临床诊疗模式，运用中国医药学方药、现代中药制剂、中医药特色诊疗技术能够改善原发性肝癌患者的临床症状，提高机体的抵抗力，减轻放疗、化疗、免疫治疗等治疗的不良反应，延长术后无复发生存期，降低术后复发率，提高患者的生活质量和总生存率。

3.1.1 中国医药学方药

（1）肝郁脾虚证

辨识要点：①符合原发性肝癌诊断；②腹胀；③疼痛走串；④情志抑郁；⑤烦躁易怒；⑥乏力；⑦食

欲不振；⑧肝脾肿大；⑨黄疸；⑩水肿；⑪舌淡苔白脉弦。

临床决策：疏肝理气。

治疗推荐：《重庆堂医学随笔》青附金丹加减。

（2）肝癌湿热证

辨识要点：①符合原发性肝癌诊断；②头重身困；③身目黄染；④烦躁易怒；⑤口干口苦；⑥胁肋胀痛；⑦纳呆腹胀；⑧小便黄赤；⑨大便不爽；⑩舌红苔黄腻脉弦数。

临床决策：清热利湿。

治疗推荐：《伤寒论》茵陈蒿汤合《医方集解》龙胆泻肝汤加减。

（3）肝癌瘀热证

辨识要点：①符合原发性肝癌诊断；②两胁炽痛；③口干烦热；④烦躁易怒；⑤口唇紫暗；⑥肌肤甲错；⑦大便干结；⑧小便黄赤；⑨舌暗红苔黄脉弦数。

临床决策：清肝化瘀。

治疗推荐：《姜春华全集》益肝清癌汤加减。

（4）肝癌阴虚证

辨识要点：①符合原发性肝癌诊断；②形体消瘦；③口干欲饮；④腰膝酸软；⑤盗汗；⑥失眠；⑦小便短少；⑧大便干结；⑨舌红绛苔剥脉细数。

临床决策：养阴软坚。

治疗推荐：《柳州医话》一贯煎。

3.1.2　现代中药制剂

除了中国医药学中方药煎煮成汤剂外，我国药监部门业已批准若干种现代中药制剂（如槐耳颗粒）用于手术切除后的辅助治疗。另外，淫羊藿素、榄香烯、华蟾素、康莱特、康艾、肝复乐、金龙胶囊、艾迪、鸦胆子油、复方斑蝥胶囊等用于治疗肝癌，具有一定的疗效，患者的依从性、安全性和耐受性均较好，但是需要进一步规范化临床研究以获得高级别的循证医学证据支持。

3.1.3　中医药特色诊疗技术

（1）针灸治疗。根据病情及临床实际可选择应用体针、头针、电针、耳针、腕踝针、眼针、灸法、穴位埋线、穴位敷贴、耳穴压豆和拔罐等方法。

针灸治疗的取穴以肝俞、足三里为主穴，配以阳陵泉、期门、章门、三阴交等；穴位敷贴以章门、期门、肝俞、内关、公孙主穴，疼痛者配外关、足三里、阳陵泉；腹水配气海、三阴交、阴陵泉等。

（2）其他治疗。根据病情酌情使用活血化瘀、清热解毒等中药、中成药进行外敷治疗、中药泡洗、中药熏洗等。

3.2 抗病毒治疗及其他保肝治疗

合并有HBV感染的肝癌病人，口服核苷（酸）类似物抗病毒治疗应贯穿治疗全过程。手术前如果HBV-DNA水平较高，且ALT水平>2倍正常值上限，可以先给予抗病毒及保肝治疗，待肝功能好转后再行手术切除，提高手术安全性；对于HBV-DNA水平较高，但肝功能未见明显异常者可以尽快手术同时给予有效的抗病毒治疗。若乙肝表面抗原（HBsAg）阳性，均建议应用强效低耐药的恩替卡韦、替诺福韦酯或丙酚替诺福韦等。对于HCV相关肝癌，HCV RNA阳性均建议采用直接抗病毒药物（Direct-acting antiviral agents，DAAs）行抗病毒治疗。

肝癌病人在自然病程中或治疗过程中可能会伴随肝功能异常，应及时适当地使用具有抗炎、抗氧化、解毒、利胆和肝细胞膜修复保护作用的保肝药物，如异甘草酸镁注射液、甘草酸二铵、复方甘草酸苷、双环醇、水飞蓟素、还原型谷胱甘肽、腺苷蛋氨酸、熊去氧胆酸、多烯磷脂酰胆碱以及乌司他丁等。这些药物可以保护肝功能、提高治疗安全性，降低并发症和改善生活质量。

3.3 对症支持治疗

肝癌病人往往合并有肝硬化、脾脏肿大，并因抗肿瘤治疗等导致一系或多系血细胞减少，可考虑给予血制品输注或药物治疗。中性粒细胞减少病人可酌情给予粒细胞集落刺激因子（G-CSF，包括PEG-rhG-CSF和rhG-CSF）。血红蛋白<80g/L的病人可酌情输注红细胞悬液或药物治疗，包括铁剂、叶酸、维生素B_{12}和促红细胞生成素。血小板减少病人可酌情考虑输注血小板，为减少血小板输注，非紧急情况下可使用重组人血小板生成素或血小板生成素受体激动剂等提升血小板计数。

对于晚期肝癌病人，应给予最佳支持治疗，包括积极镇痛、纠正低白蛋白血症、加强营养支持，控制合并糖尿病病人的血糖水平，处理腹水、黄疸、肝性脑病、消化道出血及肝肾综合征等并发症。针对有症状的骨转移病人，可以使用双膦酸盐类药物。另外，适度的康复运动可以增强病人的免疫功能。同时，要重视病人的心理干预，增强病人战胜疾病的信心，把消极心理转化为积极心理，通过舒缓疗护让其享有安全感、舒适感，而减少抑郁与焦虑。

3.4 系统治疗的疗效评价

对于采用系统治疗的病人，目前大多采用RECIST 1.1标准进行疗效评价。对于接受抗血管分子靶向治疗的病人，可联合应用mRECIST标准。对于接受免疫检查点抑制剂治疗的病人，也可应用iRECIST标准。

— 第六章 ——————————

康——全程康复管理

第一节　随访

作为一种常见的恶性肿瘤，肝癌具有易于复发转移的生物学特性，常常需要反复治疗。即使是早期肝癌接受了肝移植、手术切除等根治性治疗之后，仍然有相当比例的患者会出现复发转移。国内资料显示，肝癌行根治性手术后1年、3年和5年复发率为17.1%、32.5%和61.5%，即肝癌切除术后的5年内，有超过一半的肝癌患者出现复发。因此治疗后定期复查和随访是肝癌患者管理中非常重要的组成部分，贯穿肝癌治疗的始终。

随访的首要目的在于对治疗效果的评价，对于根治性治疗（肝移植、切除、消融）而言，了解是否存在肿瘤残留、有无复发或转移灶形成；对于姑息治疗，例如肝动脉栓塞化疗（TACE）、化疗、靶向治疗等而言，定期随访是了解治疗后肿瘤病灶的变化，评价肿瘤控制情况，适时调整联合治疗策略的必要保证。

　　肝癌患者治疗后的随访及复查的频次及具体项目应根据患者接受治疗的种类及具体情况进行合理安排，原则上在治疗的近期阶段随访和复查应安排得较为紧密，而随着病情稳定的时间延长，可逐渐延长随访的间歇。在复查项目的选择上，应兼顾准确性、便利性及费用，在确保有效随访的同时尽量减轻患者的负担，以保证依从性。一般而言，无论接受何种治疗的患者，应在首次治疗后4~6周内返院完成一次全面的复查，包括观察手术伤口，行腹部增强CT/MRI扫描，以及血常规、肝肾功能、生化、肿瘤标志物、HBV-DNA等，以全面评价治疗效果以及并发症，并根据复查结果安排患者的下一步随访计划。通常而言，对于根治性手术或消融术后的患者，如术后恢复良好则建议术后2年内每2~3个月复查，术后3~5年每4~5个月复查，术后5年后每6个月复查。复查时医生应询问患者的服药情况及日常行为功能状态，并进行简单体检，影像学检查可选择超声与CT/MRI交替进行，肿瘤学标志物（AFP等）及肝肾功能，术后3年内至少每6个月行CT/MRI检查，3年后至少每12个月行CT/MRI检查。为减轻外地患者的奔波，复查和随访的地点可采用本院与当地医院交替进行的方法，即使是长期治愈的患者，也尽量要求患者至少每年返院复查一次，以便及时了解患者基本情况（如联系地址、电话号码）的变更，也利于在本院保存患者的各项资料，获得完整随访信息。由于肝癌最常见的复发/转移部位为肝内，其次为肺、肾上腺、骨、淋巴结等，因此复查时影像学检查以腹部为主，并定期（每6~12个月）复查胸部X线/CT，全身骨扫描不作为常规检查项目，仅在有骨痛症状的患者或部分不明原因AFP升高的患者中进行。对于常规检查难以明确的病灶，不排除使用有创检查（如肝动脉造影、穿刺活检等）手段；对于可疑的肝外转移灶，全身各部位的增强CT/MR、PET/CT、骨扫描等可灵活选择。另外，密切追踪病灶在短期内的变化情况也是对可疑病灶随访的重要手段，因此对于存在可疑病灶的患者需要增加随访的频次，通常随访间隔不宜超过2个月。面对众多不断发展的影像学方法，临床医师应从临床诊断需要来综合考虑，选择合适的影像学检查手段，提高肝癌患者早期诊断率，及早治疗，从而进一步提高肝癌患者的存活率和预后。

对于行姑息性治疗的中晚期肝癌患者，由于患者病情的个体差异较大，主诊医师应结合病情的具体治疗情况妥善安排患者的复查和随访。对于体内仍存在肿瘤病灶的肝癌患者，复查的影像学多需要行增强CT/MRI检查以准确评估病情发展，但过多的此类检查不仅给患者身体带来不利影响，费用也较高。一般建议治疗阶段每4~6周复查，治疗稳定阶段每2~3个月复查增强CT/MRI，扫描部位应包含已知存在病灶的部位。行影像学检查的同时，还应同时对血液学指标、患者出现的治疗相关不良反应进行监测，对异常者及时做出处理，必要时可建议患者转肝病专科医院行护肝、对症支持，以最大限度地延长患者生存，提高患者生活质量。

第二节 全程康复管理

1 肝癌患者的维持治疗

1.1 根治性治疗后的维持治疗

肝癌的根治性治疗包括肝移植，肝切除及局部消融。对于根治性切除及消融术后的肝癌患者，随访中需要关注的内容包括肝功能的改善与稳定，预防肝癌的复发，对复发的监测和早期发现，以及复发后选择合适的治疗方法。目前对于根治性治疗后公认有效的辅助性治疗主要包括抗病毒治疗，根据患者 HBV-DNA 的水平以及肝肾功能状况，大部分的患者术后需要进行抗病毒治疗，部分还需要行护肝及抗肝纤维化药物治疗。此外，有学者报道对于高危复发患者（如多个病灶、镜下脉管癌栓等）进行辅助性TACE有助于减少复发，也有学者报道对根治术后患者给予细胞免疫治疗、希罗达口服化疗、干扰素等辅助治疗有助于减少复发，延长生存。部分中药制剂（槐耳颗粒、肝复乐、华蟾素等）也由于具备治疗肝癌的适应证而被广泛应用于肝癌稳定期患者的维持治疗。然而需要指出的是，由于以上辅助性治疗方法目前尚未得到大规模、多中心、随机对照的高级别证据支持，因此无论是系统性药物治疗、免疫治疗或中医中药等，其对于肝癌患者根治性治疗后的作用值得临床进一步研究探讨。

1.2 姑息治疗后的维持治疗

大多数肝癌患者诊断时已届中晚期，无法接受根治性治疗。肝癌患者行姑息治疗后（如TACE治疗、放射性粒子植入术后），或在姑息治疗期间（如索拉非尼治疗过程中）肿瘤情况稳定，或经综合评估暂时不需要针对肿瘤进行局部治疗时，该阶段的维持治疗目标是保存良好的肝肾功能及全身状况，以便后期有条件进行必要的抗肿瘤治疗。除了护肝治疗以外，根据HBV-DNA水平，部分患者联合抗病毒治疗仍然是非常必要的。

除了合并乙肝病毒感染，部分患者还合并高血压、糖尿病等内科疾病，或者针对肝癌各种治疗产生的毒副作用，例如TACE引起的骨髓抑制、发热，索拉非尼治疗引起的高血压、腹泻、手足皮肤反应等，大部分都需要给予短期的对症支持治疗。在此类患者的维持治疗中，对并发症及治疗相关不良反应的处理直接影响到肝癌患者的后续治疗及预后，必须给予充分重视。

2　肝癌患者的生活指导

在长期的随访和治疗过程中，对患者及家属给予适当的生活指导非常重要，应该列入肝癌治疗科室的常规工作内容，可通过科普讲座、宣传小册及宣传栏等多种方式对肝癌患者及家属最为关心的问题进行解答和指导，通常包括以下几个方面。

2.1　肝癌是否会传染

肝癌本身没有传染性，然而由于我国的肝癌患者中超过90%与乙型病毒性肝炎（简称乙肝）感染有关，也有部分患者合并丙型肝炎。而乙肝和丙肝均属于二类传染病，可通过血液、唾液及体液等途径传播，更为常见的是母婴垂直传播，因此在肝癌患者及家属中通常可以见到多人携带乙肝病毒的情况。及时防治乙肝病毒感染对于防治肝癌极为重要，得知家人患肝癌后，其他家属应尽快行肝炎相关血清学检查，排除是否感染病毒性肝炎，未感染者可注射疫苗以预防感染，已证实为肝炎携带者应尽快到肝病专科医院咨询、诊治。一般情况下肝炎病毒不会通过饮食及日常接触传播，但亲密接触或口腔有伤口时也可能发生传播，及时接种疫苗是安全有效的预防措施。

2.2 肝癌是否会遗传

肝癌并非遗传性疾病，不会直接遗传给后代。但肝癌往往存在家族聚集性，这往往与肝癌患者家族中肝炎聚集，共同的饮食习惯和环境，以及部分基因异常有关，肝癌患者的直系亲属患肝癌的概率较普通人高出十倍，即便如此，他们患肝癌的机会也小于千分之一。因此，作为肝癌患者的家属既不必过分紧张悲观，也必须充分重视。肝癌患者的家属均属于肝癌高危人群，需要定期进行必要的体检，建议每半年行肝脏超声，甲胎蛋白等检查。

2.3 肝癌患者是否能照常工作

规律的饮食，充分的睡眠及休息对肝功能的保护极为重要。在完成必要的治疗后，肝癌患者可以恢复正常工作和生活，但应避免过度劳累，尤其应避免熬夜及重体力劳动。适度参加工作有益于恢复正常的生活节律和社会关系，对根治术后病情稳定的肝癌患者不会造成不良影响。但对于仍处于治疗阶段的患者，因治疗后可能出现不良反应，以及身体机能恢复的需要，不建议急于恢复工作，主诊医师应结合患者的具体情况给予指导和建议。

2.4　肝癌患者的饮食应注意什么

肝癌患者忌食烟酒，因大多数肝癌患者都伴有不同程度的肝功能受损，故饮食宜清淡，应选择易消化的食物，不宜进食过多高蛋白、高脂肪食品，因过多高蛋白、高脂肪饮食会加重肝脏、肾脏的负担，甚至在部分合并肝硬化的患者中可能诱发肝昏迷。另外，辛辣刺激、粗硬的食物也应避免，因为肝癌患者部分合并肝硬化门脉高压，往往存在胃炎，甚至食管及胃底静脉曲张，一旦饮食不当，可能引发病人出现上消化道出血，危及生命。此外，腌制食物及油炸食品也应尽量避免，过度辛辣及不洁饮食也可引起肠道感染和菌群紊乱，可能诱发危及生命的严重并发症。除以上明确不宜的食物外，肝癌患者不宜过度"忌口"和"进补"，应注意均衡饮食和规律饮食，多进食新鲜的食材及水果蔬菜，避免营养过于单一和过于丰富。餐食的时间间隔得当，避免暴饮暴食。

2.5　肝癌患者及家属生活中应注意什么

肝癌患者在日常生活中应注意保持一种较为平静的心态，积极配合医生治疗。中医有云"怒伤肝"，肝癌患者在日常生活中应该注意避免情绪的过分波动，应努力保持情绪稳定，避免忧郁愤怒。

患者应该根据自己的实际情况做些力所能及的工作，可适当做些轻的家务活或进行一些轻微的体育活动如散步、打太极拳、练气功等，但应以自己不感到疲劳为原则，且要避免重体力劳动及剧烈的体育活动。尤其是肝内仍有病灶的患者，情绪的激动、重体力劳动及剧烈的活动可能诱发肝癌破裂出血甚至危及生命。肝癌破裂出血是肝癌患者最常见的死亡原因之一，因此应积极主动着力防范。

第七章

附　录

附录一　证据等级（GRADE 系统）

表 7-1　证据等级（GRADE 系统）

证据的等级		证据的可信度
高	证据来自于 meta 分析或系统综述，或多个高质量的随机试验	进一步研究不会改变获益和风险评估的可信度
中	证据来自于单个 RCT，或多个非随机研究	进一步研究（若进行）有可能会改变获益和风险评估的可信度
低	小样本研究，回顾性观察性研究，登记	进一步研究（若进行）极有可能会改变获益和风险评估的可信度
极低	非对照的单臂临床研究、病例报告、专家意见	任何对效应评估都不确定
推荐强度		
强推荐	• 对患者：在这种情况下，多数患者会采纳推荐方案，只有少数不会；此时若未予推荐，则应说明 • 对临床医生：多数患者应该接受该推荐方案 • 对政策制定者：该推荐方案在大多数情况下会被采纳作为政策	

证据的等级	证据的可信度
弱推荐（建议）	• 对患者：在这种情况下，大多数患者会采纳推荐方案，但仍有不少患者不采用 • 对临床医生：你应该认识到不同患者有各自适合的方案，你得帮助每个患者做出体现他（她）价值观和意愿的决定 • 对政策制定者：制定政策需要实质性讨论，并需要众多利益相关者参与

附录二　肝癌的新型标志物与分子分型介绍

近年来，"液体活检"（Liquid biopsy）包括循环游离微小核糖核酸（Circulating cell-free microRNA）、循环肿瘤细胞（Circulating tumor cell，CTC）、循环肿瘤DNA（Circulating tumor DNA，ctDNA）等，在肿瘤早期诊断和疗效评价等方面展现出重要价值。肝癌"液体活检"也取得较多进展，相比于血清AFP等临床常用血清学分子标志物可能具有更高的灵敏度和特异度。

循环游离miRNA组合对于辅助肝癌早期诊断具有较高价值。如利用7种血浆miRNA的表达水平建立的肝癌诊断模型不但可以准确地诊断早期肝癌（敏感度可达86.1%，特异度可达76.8%），而且其灵敏度较传统肝癌标志物AFP提高约30%。在AFP无法做出判断的病人中，仍能做出准确的诊断（敏感度可达77.7%，特异度可达84.5%）。目前基于该循环miRNA模型的肝癌检测试剂盒已经多中心临床实验验证（n=1812），并获国家药品监督管理局三类医疗器械注册证，已进入临床应用。

CTC检测可成为一种肝癌预后预测和疗效评价的临床新工具。有报道，外周血EpCAM⁺ CTC具有干细胞样特性，是肝癌切除术后早期复发的独立预测指标；检测CTC对经导管动脉化疗栓塞术治疗后及放疗后肝癌复发和进展具有预测作用；不同部位的CTC能预测不同转移类型。

ctDNA是由肿瘤释放至外周血的特异性突变DNA片段，能够反应肿瘤的基因组信息，可用于早期诊断、监测肿瘤进展及对治疗反应等。有报道，ctDNA用于肝癌早期诊断的灵敏度和特异度均优于血清AFP，还可反应肝癌术后动态变化。也有报道，利用特定基因表观遗传修饰特征，如甲基化、5-hmc等也可用于肝癌早期诊断。

基因组、转录组、表观基因组及蛋白组学等的研究为肝癌的分子分型提供了依据，这些不同的分子分型反映了肝癌不同的生物学背景，对肝癌病人疗效的预测和治疗的选择有重要影响。目前，可将中国肝癌病人分为3个亚型，即代谢驱动型、微环境失调型和增殖驱动型；或3种蛋白质组亚型，即S-Ⅰ、S-Ⅱ和S-Ⅲ型。

附录三 原发性肝癌及相关病变的诊断名词

参照2019版WHO分类标准。

表7-2 肝细胞癌WHO分级系统（2019消化系统肿瘤WHO分类标准）

分级	整体印象	标准
高分化	肿瘤细胞轻度异型，类似成熟肝细胞；需鉴别肝腺瘤或高度异型增生结节	胞浆：丰富嗜伊红胞浆至中等量嗜碱性胞浆 胞核：轻度核异型
中分化	HE切片中可以明确诊断为恶性肿瘤，而且形态学强烈提示肝细胞分化	胞浆：丰富嗜伊红胞浆至中等量嗜碱性胞浆 胞核：中等核异型，也可以偶尔出现多核瘤细胞
低分化	HE切片中可以明确诊断为恶性肿瘤，形态学多样，类似低分化癌	胞浆：中等至少量胞浆，通常为嗜碱性 胞核：显著核异型，可见间变性巨细胞

表7-3 肝细胞癌Edmondson-Steiner分级

分级	特征
Ⅰ级	分化良好，核/质比接近正常，瘤细胞体积小，排列成细梁状。
Ⅱ级	细胞体积和核/质比较Ⅰ级增大，核染色加深，有异型性改变，胞浆呈嗜酸性颗粒状，可有假腺样结构。
Ⅲ级	分化较差，细胞体积和核/质比较Ⅱ级增大，细胞异型性明显，核染色深，核分裂多见。

分级	特征
Ⅳ级	分化最差，胞质少，核深染，细胞形状极不规则，黏附性差，排列松散，无梁状结构。

表7-4　肝细胞癌WHO分类（2019消化系统）

癌种	WHO分类
肝细胞癌	非特指
	硬化型
	透明细胞型
	脂肪性肝炎样型
	粗梁实体型
	嫌色型
	富于中性粒细胞型
	富于淋巴细胞型

附录四　原发性肝细胞癌诊断报告模板

表7-5　原发性肝细胞癌诊断报告模板

原发性肝细胞癌诊断报告	
请临床协助填写： 术式：部分肝/全肝/肝段切除/肿块切除 术前治疗：有/无，TACE /RFA/靶向/免疫检查点抑制剂	单发肿瘤：大小 cm× cm× cm 多发肿瘤：数目（n=），大小（最大者大小 cm× cm× cm，最小者大小 cm× cm× cm）

原发性肝细胞癌诊断报告	
大体类型： 肝细胞癌：单结节型有包膜/单结节型无包膜、多结节型、巨块型、弥漫型、其他； 胆管细胞癌：管内型、管周浸润型、肿块型； 其他：坏死无/有（具体比例）	组织学类型： 肝细胞癌：细梁型、粗梁型、团片型； 特殊亚型：透明细胞型、硬化型、富淋巴细胞型、纤维板层型，其他； 胆管细胞癌：大胆管型、小胆管型； 特殊亚型：腺鳞癌、淋巴上皮瘤样型、肉瘤样型； 其他：混合细胞癌（分别描述两种肿瘤成分的比例）
分化分级： 肝细胞癌（Ⅰ，Ⅱ，Ⅲ，Ⅳ/高，中，低） 胆管细胞癌（高，中，低）	卫星结节：无/有 微血管侵犯：无/有 悬浮癌细胞：无/有
大血管癌栓：（巨检／手术所见）：无/有 血管位置（根据临床信息）	大胆管癌栓：有/无 小胆管癌栓（显微镜下所见）：有/无
MVI风险分级： M0，未发现MVI； M1（低危组），≤5个MVI，均发生于近癌旁肝组织（≤1cm）； M2（高危组），>5个MVI，或发生于远癌旁肝组织（>1cm）。	
肝细胞异型增生结节：无/有；低级别/高级别 肝硬化：无/有；小结节/大结节/混合结节型	胆管上皮内瘤变：低级别/高级别 胆管内乳头状肿瘤：无/有
切缘：无癌，距肿瘤最近距离 _____cm	肝被膜：未侵犯/侵犯
癌周围肝组织：无/肝细胞大小细胞变	周围神经侵犯：有/无

中国肿瘤整合诊治指南

原发性肝细胞癌诊断报告	
肝炎：无/有；肝炎程度G；纤维化分期S	淋巴结/远处转移：有/无，部位：
胆囊侵犯：无/有	膈肌侵犯：无/有
pTNM	

附录五 门静脉癌栓分型

程氏分型：

Ⅰ型，门静脉癌栓侵犯肝叶或肝段的门静脉分支；

Ⅱ型，门静脉癌栓侵犯至门静脉左支或右支；

Ⅲ型，门静脉癌栓侵犯至门静脉主干；

Ⅳ型，门静脉癌栓侵犯至肠系膜上静脉；

I_0型，术后病理学诊断门静脉微血管癌栓。

日本肝癌研究学会的Vp分型：

Vp1，门静脉癌栓局限于门静脉二级分支以远；

Vp2，门静脉癌栓侵犯门静脉二级分支；

Vp3，门静脉癌栓侵犯门静脉一级分支；

VP4，门静脉癌栓侵犯门静脉主干或对侧一级分支。

附录六　经导管动脉化疗栓塞治疗进展

肝动脉置管持续化疗灌注（Hepatic Arterial Infusion Chemotherapy，HAIC）：作为一种动脉内灌注化疗的介入治疗方式，HAIC目前尚未形成统一治疗技术标准，疗效差异较大。日本多中心、RCT Ⅱ期临床试验研究（SCOOP-2试验）对比顺铂HAIC序贯索拉非尼与标准索拉非尼单药治疗晚期HCC患者，结果显示HAIC联合治疗组的中位生存期为10个月，对比索拉非尼单药治疗组的15.2个月，疗效不理想。HAIC联合治疗组中有23%的患者由于一般状况恶化而无法在HAIC后接受任何进一步的治疗。多中心随机三期试验（SILIUS试验）除证实了该前瞻性随机Ⅱ期试验的阴性结果外，还测试了不同的HAIC方案（低剂量顺铂-氟尿嘧啶）联合索拉非尼对比索拉非尼单药治疗日本晚期HCC患者，同样为阴性结果。因此，多数日本专家讨论意见：单独化疗或联合靶向药均无可证实的疗效，HAIC不宜作为晚期肝癌的治疗方式。近年来我国学者采用mFOLFOX为基础的灌注方案使HAIC疗效得以提高。有研究表明，HAIC治疗对于多次TACE治疗产生抵抗、肝癌伴门静脉癌栓、外科术后存在高危复发、肝外转移的肝癌病人，疗效优于索拉非尼治疗；对肝癌伴门静脉癌栓患者（CNLC Ⅱ-Ⅰa期）采用HA-

IC联合索拉非尼治疗疗效明显优于单纯索拉非尼治疗。与TACE类似，mFOLFOX-HAIC对部分肿瘤最大径>7cm，初始不适合外科手术切除的肝癌病人，有助于转化，但一般建议连续完成4次或以上的HAIC治疗才能达到转化治疗的机会。

TACE预后的术前预测模型：① "Six-and-twelve"模型：即肿瘤大小+数量之和≤6，>6且≤12，>12。该模型对接受TACE治疗的肝癌病人进行个体化预后评估和危险分层，病人的风险分层不同，其中位生存时间差异显著。因此，使用"Six-and-twelve"模型，能为肝癌病人TACE术前提供术后预期生存的参考值，辅助病人选择不同的治疗方式。② TACE的预后列线图模型：包含门静脉侵犯、肿瘤数目、肿瘤包膜、血清AFP、天冬氨酸转氨酶、吲哚氰绿（ICG）15分钟滞留率等因素。该模型经868例肝癌病人验证，其预测生存相关的C-指数达0.755。因此，使用上述两种模型能为肝癌患者TACE术前提供术后预期生存的参考值，辅助患者选择不同的治疗方式。③ "TACE-predict"模型：是针对肝癌TACE人群，可在术前应用并在术后再次校准的个体化预后评估和危险分层模型。研究发现，肿瘤数目与直径、甲胎蛋白、白蛋白、胆红素、血管侵犯、病因是TACE术前患者的预后因素；肿瘤数目与直径、甲胎蛋白、胆红素、血管侵犯及影像学应答是TACE术后患者的预后因素。据此建立了Pre-TACE-Predict模型和Post-TACE-Predict模型，该模型可分别在TACE术前和术后计算患者生存概率。Pre-TACE-Predict模型和Post-TACE-Predict模型的预测能力优于HAP和mHAP Ⅲ评分。Post-TACE-Predict模型能够在术后对患者进行进一步预后评估和危险分层，并有助于辅助TACE后续的治疗决策，对指导临床实践具有重大意义。

TACE/HAIC联合分子靶向、免疫治疗：TACTICS Ⅱ期临床研究表明，TACE联合索拉非尼对比单纯TACE，联合组的PFS有明显改善（22.8个月 vs. 13.5个月；P= 0.02），但最终OS未达到统计学差异（36.2个月 vs 30.8个月；P= 0.40）。TACE/HAIC等可能影响肿瘤微环境，联合分子靶向药物或免疫治疗等已经显示出良好的治疗前景，但目前多为小样本、循证医学级别不高的研究，尚需要多中心、大样本、高质量的临床研究进一步明确。

附录七　肝癌外放射治疗正常组织具体耐受剂量参考

立体定向放疗：①肝功能Child-Pugh A级，放疗分次数3~5次，正常肝体积[（肝脏体积-大体肿瘤体积，Liver-Gross tumor volume（GTV）] >700mL或>

800mL，Liver-GTV 平均剂量分别<15Gy 或<18Gy；放疗分次数 6 次，Liver-GTV 体积>800mL，平均剂量<20Gy；每次肿瘤分割剂量 4~8Gy，Liver-GTV 平均剂量<23Gy 为安全剂量。②亚洲肝癌病人常伴有肝硬化和脾功能亢进，导致胃肠道瘀血和凝血功能差，胃肠道的放射耐受剂量低于 RTOG 推荐的剂量；目前文献及专家共识认为，放疗分次数 3~5 次，胃和小肠最大剂量均应<35Gy，最佳<30Gy。③放疗分次数 3~5 次，双肾平均剂量最佳<10Gy，脊髓最大剂量<30Gy，最佳<23Gy。

常规分割剂量放疗：①肝功能 Child-Pugh A 级，Liver-GTV 平均剂量<30 Gy；肝功能 Child-Pugh B 级者，肝脏对射线的耐受量明显下降，最佳<6Gy，避免肝功能 Child-Pugh C 级病人行肝区放疗。②胃和小肠最大剂量均应<54Gy，胃 V45<45%，小肠 V50≤5%。③双肾平均剂量≤15Gy，如一侧肾脏平均剂量大于19Gy，则另一侧肾脏尽量避开；脊髓最大剂量<45Gy。

附录八　正在进行与免疫检查点抑制剂有关的研究（部分）

1　已经完成的研究（部分）

纳武利尤单克隆抗体：Ⅰ、Ⅱ期研究 Checkmate

040表明，纳武利尤单克隆抗体用于既往使用索拉非尼的肝癌病人，mOS达到15.6个月，其中亚洲病人的mOS为14.9个月；无论PD-L1表达阳性或阴性，均可获得临床缓解。因此，美国FDA有条件批准了纳武利尤单克隆抗体二线治疗肝癌。推荐剂量为一次3mg/kg或240mg、每2周1次；或者1次480mg、每4周1次。但是，Ⅲ期研究Checkmate 459，即比较纳武利尤单克隆抗体对比索拉非尼一线治疗肝癌，2020年1月公布的结果纳武利尤单克隆抗体中位OS和PFS均有延长趋势，但并没有达到预设的终点。纳武利尤单克隆抗体中位OS 16.4个月，索拉非尼14.8个月（HR，0.85[95% CI，0.72~1.00]；P = 0.0522）。2021年4月FDA撤回纳武利尤单克隆抗体二线治疗肝癌适应证。

帕博利珠单克隆抗体：Ⅱ期研究Keynote224表明，帕博利珠单克隆抗体用于既往索拉非尼治疗后进展或无法耐受索拉非尼治疗、肝功能Child-Pugh A级肝癌病人，客观缓解率17%、疾病稳定率44%、mPFS为4.9个月、mOS为12.9个月。因此，美国FDA有条件批准了帕博利珠单克隆抗体二线治疗肝癌。用法为1次200mg、每3周1次。但是，2019年2月Ⅲ期研究Keynote240结果揭晓，帕博利珠单克隆抗体联合最佳支持治疗对比安慰剂联合最佳支持治疗二线治疗肝癌，OS和PFS均有所延长，但未达到预设的终点。目前，针对接受过系统治疗、采用帕博利珠单克隆抗体二线治疗亚太区肝癌病人的临床研究Keynote394正在进行之中。

卡瑞利珠单克隆抗体联合阿帕替尼：全国多中心的卡瑞利珠单抗联合阿帕替尼用于晚期肝细胞癌（RESCUE）的Ⅱ期临床研究结果显示，卡瑞利珠单抗联合阿帕替尼用于肝细胞癌一线治疗组的ORR（IRC RECIST）为34.3%（24/70）46%（32/70），中位起效时间（mTTR）为1.9个月，12个月OS率为75%，mOS为20.1个月；二线治疗组的ORR（IRC RECIST）为22.5%（27/120）25%（30/120），mTTR为1.8个月，12个月OS率为68%，mOS为21.8个月。用法为阿帕替尼250mg每天一次，卡瑞丽珠单抗200mg（体重≥50kg）或3mg/kg（体重<50kg），每2周1次。

仑伐替尼联合帕博利珠单抗：仑伐替尼联合帕博利珠单抗一线治疗不可切除HCC患者的Ⅰb期研究，旨在评估联合治疗的有效性和安全性。共纳入了104例患者，研究结果显示根据mRECIST标准ORR为46.0%，mPFS为9.3个月，根据RECIST v1.1标准ORR为36.0%，mPFS为8.6个月。mOS为22个月。同时毒性是可控的，没有意外的安全信号，最常见的3级治疗相关的不良事件是高血压（17%）。推荐用法为仑伐替尼12mg（体重≥60kg）或8mg（体重<60kg），每日

一次；帕博利珠单抗200mg，每3周1次。仑伐替尼联合帕博利珠单抗的Ⅲ期临床试验（LEAP-002）正在进行中。

卡瑞丽珠单抗联合FOLFOX4全身化疗：卡瑞利珠单抗联合FOLFOX4方案或GEMOX方案一线治疗晚期HCC和胆管细胞癌患者的Ⅱ期临床研究结果显示，在HCC队列34例可评估的患者中，ORR为26.5%，DCR为79.4%，mPFS为5.5个月，mDOR未达到。最常见的不良反应为中性粒细胞、白细胞和血小板减少，多为1~2级，耐受性良好且安全可控。目前评估卡瑞利珠单抗联合FOLFOX4与索拉非尼或FOLFOX4在晚期HCC一线治疗中作用的Ⅲ期临床研究正在开展中。

伊匹单抗联合纳武利尤单抗：基于CheckMate040研究，纳武利尤单抗联合伊匹单抗（纳武利尤单抗1mg/kg联合伊匹木单抗 3mg/kg治疗，每3周1次，连续用药4个周期后，序贯纳武利尤单抗240mg）被FDA批准用于索拉非尼治疗失败或无法耐受索拉非尼的肝癌患者。2021年3月更新的长期随访结果显示，共纳入148例患者，中位随访至少44个月，患者随机分为三组，A组：纳武利尤单抗 1mg/kg联合伊匹木单抗 3mg/kg治疗，每3周1次，连续用药4个周期后，序贯纳武利尤单抗240mg，每2周1次；B组：纳武利尤单抗 3mg/kg联合伊匹木单抗 1mg/kg治疗，每3周1

次，连续用药4个周期后，序贯纳武利尤单抗240mg，每2周1次；C组：纳武利尤单抗3mg/kg，每2周1次，联合伊匹木单抗1mg/kg，每6周1次。三组的ORR分别位32%、31%和31%，中位OS分别为22.2个月、12.5个月和12.7个月；三组的36个月OS率分别为42%、26%和30%。A组免疫治疗相关不良事件发生率高于B组和C组。最常见的是皮疹、肝炎和肾上腺功能不全。大多数免疫治疗相关不良事件是可逆且可控的。

德瓦鲁单抗联合度伐利尤单抗：Study22的Ⅱ期随机扩展队列研究旨在评价德瓦鲁单抗（T）联合度伐利尤单抗（D）治疗不可手术切除的HCC的疗效。纳入索拉非尼给药后进展、不耐受或患者拒绝索拉非尼治疗，肝功能Child Pugh A级的不可手术切除的肝癌患者332例。研究分为四组，T300+D（德瓦鲁单抗300mg 1次给药联合度伐利尤单抗1500mg 每4周一次）；T75+D（德瓦鲁单抗75mg 4次给药联合度伐利尤单抗1500mg 每4周一次）；单药D（德瓦鲁单抗1500mg 每4周一次）；单药T（度伐利尤单抗750mg 每4周一次，7次单独给药，之后每12周一次）。2020年5月公布的结果显示，单独给药或联合治疗均没有发现超出已有安全数据的新的安全隐患。对大部分是二线治疗的肝癌患者，单次、启动剂量的德瓦鲁单抗单抗联合每月一次的度伐利尤单抗（T300+D组）显示出良好的临床活性。在T300+D组中，RECIST v1.1的已证实的ORR为24%（中位DOR，未达到）。T300+D组中位OS（95%CI）为18.73（10.78~27.27）个月。所有治疗组中，T300+D的收益风险平衡最佳。主要不良反应为皮肤毒性，AST升高、ALT升高和淀粉酶升高等，3~4级治疗相关不良事件（TRAEs）发生率为35.1%。该试验目前比较T300+D和D与索拉非尼一线治疗晚期HCC的疗效的Ⅲ期HIMALAYA研究正在进行中。

特瑞普利单抗联合贝伐珠单抗：特瑞普利单抗联合贝伐珠单抗一线治疗晚期肝细胞癌安全性和有效性的Ⅱ期临床研究，截至2021年3月2日，共入组54例患者。其中44例完成至少2次肿瘤评估，按照RECIST v1.1标准评估，ORR为31.8%，按照mRECIST标准评估，ORR为47.7%。耐受性和安全性良好；未观察到新安全性信号，研究期间未发生5级TEAE。最常见的不良反应为蛋白尿、高血压、淀粉酶升高等。用法为特瑞普利单抗240mg，每三周一次；贝伐珠单抗15mg/kg，每三周一次。

免疫检查点抑制剂单药及联合治疗的研究在肝癌领域尤为活跃。本规范的后期版本也会根据相应的研究结果及循证级别做出相应的修改。

2 部分在研的Ⅲ期临床试验

免疫检查点抑制剂单药及联合治疗的研究在肝癌领域尤为活跃。这些研究的最终成败与否会对临床实践产生很大的影响。本规范的后期版本也会根据相应的研究结果及循证级别做出相应的修改。

表7-6 部分在研的Ⅲ期临床试验

用药阶段	研究方案	研究简称	NCT登记号
辅助治疗	阿替利珠单克隆抗体+贝伐珠单克隆抗体	IMbrave 050	NCT04102098
辅助治疗	纳武利尤单克隆抗体 vs. 安慰剂	Checkmate 9DX	NCT03383458
辅助治疗	帕博利珠单克隆抗体 vs. 安慰剂	Keynote 937	NCT03867084
辅助治疗	特瑞普利单克隆抗体 vs. 安慰剂	JUPITER 04	NCT03859128
辅助治疗	Durvalumab vs. Durvalumab+贝伐珠单克隆抗体 vs. 安慰剂	EMERALD-2	NCT03847428
辅助治疗	卡瑞利珠单克隆抗体+阿帕替尼	SHR-1210-Ⅲ-325	NCT04639180
围手术期治疗	卡瑞利珠单抗+阿帕替尼		NCT04521153
转化治疗	阿替利珠单克隆抗体+贝伐珠单克隆抗体	TALENTOP	NCT04649489
一线治疗	阿替利珠单克隆抗体+贝伐珠单克隆抗体+TACE vs. TACE	TALENT-ACE	NCT04712643

左侧竖排：中国肿瘤整合诊治指南

用药阶段	研究方案	研究简称	NCT登记号
一线治疗	阿替利珠单克隆抗体+卡博替尼 vs. 索拉非尼	COSMIC-312	NCT03755791
一线治疗	HAIC+仑伐替尼 vs. HAIC+索拉尼		NCT03775395
一线治疗	纳武利尤单克隆抗体+伊匹单克隆抗体+TACE vs. 纳武利尤单克隆抗体+TACE vs. TACE		NCT04340193
一线治疗	Durvalumab vs. Durvalumab+Tremelimumab vs. 索拉非尼	HIMALAYA	NCT03298451
一线治疗	替雷利珠单克隆抗体 vs. 索拉非尼	RATIONALE-301	NCT03412773
一线治疗	卡瑞利珠单克隆抗体+阿帕替尼 vs. 索拉非尼		NCT03764293
一线治疗	帕博利珠单克隆抗体+仑伐替尼 vs. 仑伐替尼	LEAP-002	NCT03713593
一线治疗	卡瑞利珠单克隆抗体+FOLFOX4 vs. FOLFOX4 或索拉非尼		NCT03605706
一线治疗	Durvalumab+贝伐珠单克隆抗体+TACE vs. Durvalumab+TACE vs. 安慰剂+TACE	EMERALD-1	NCT03778957
一线治疗	帕博利珠单抗+仑伐替尼+TACE vs. 安慰剂+TACE	Leap012	NCT04246177

用药阶段	研究方案	研究简称	NCT登记号
一线治疗	CS1003（PD-1单抗）+仑伐替尼 vs. 安慰剂+仑伐替尼	CS1003305	NCT04194775
一线治疗	纳武利尤单克隆抗体+伊匹单克隆抗体 vs.索拉非尼或仑伐替尼	Checkmate 9DW	NCT04039607
一线治疗	特瑞普利单抗+仑伐替尼 vs. 仑伐替尼	JUPITER 11	NCT04523493
一线治疗	信迪利单抗+IBI310（抗 CTLA-4 单抗）vs. 索拉非尼	CIBI310C301	NCT04720716
二线治疗	阿替利珠单克隆抗体+索拉非尼或仑伐替尼 vs. 索拉非尼或仑伐替尼	IMbrave251	NCT04770896
二线治疗	帕博利珠单克隆抗体 vs. 安慰剂	Keynote 394	NCT03062358

参考文献

[1] TORRE L A, BRAY F, SIEGEL R L, et al. Global cancer statistics, 2012 [J]. CA: a cancer journal for clinicians, 2015, 65 (2): 87-108.

[2] ZHOU M, WANG H, ZENG X, et al. Mortality, morbidity, and risk factors in China and its provinces, 1990-2017: a systematic analysis for the Global Burden of Disease Study 2017 [J]. Lancet (London, England), 2019, 394 (10204): 1145-58.

[3] CHEN W, ZHENG R, BAADE P D, et al. Cancer statistics in China, 2015 [J]. CA: a cancer journal for clinicians, 2016, 66 (2): 115-32.

[4] BRAY F, FERLAY J, SOERJOMATARAM I, et al. Global cancer statistics 2018: GLOBOCAN estimates of incidence and mortality worldwide for 36 cancers in 185 countries [J]. CA: a cancer journal for clinicians, 2018, 68 (6): 394-424.

[5] ZHANG B H, YANG B H, TANG Z Y. Randomized controlled trial of screening for hepatocellular carcinoma [J]. Journal of cancer research and clinical oncology, 2004, 130 (7): 417-22.

[6] HOU J L, ZHAO W, LEE C, et al. Outcomes of Long-term Treatment of Chronic HBV Infection With Entecavir or Other Agents From a Randomized Trial in 24 Countries [J]. Clin Gastroenterol Hepatol, 2020, 18 (2): 457-67 e21.

[7] FAN R, PAPATHEODORIDIS G, SUN J, et al. aMAP risk score predicts hepatocellular carcinoma development in patients with chronic hepatitis [J]. J Hepatol, 2020, 73 (6): 1368-78.

[8] 郝新, 樊蓉, 郭亚兵, 等. 创建医院社区一体化"金字塔"肝癌筛查模式, 实现肝癌早筛早诊早治 [J]. 中华肝脏病杂志, 2021, 29 (04): 289-92.

[9] 王文平, 季正标, 董怡, 等. 实时导航超声造影在小肝癌诊

断中的应用研究 [J]. 中华医学超声杂志（电子版），2016，13（01）：56-60.

[10] DONG Y，WANG W P，GAN Y H，et al. Radiofrequency ablation guided by contrast-enhanced ultrasound for hepatic malignancies：preliminary results [J]. Clinical radiology，2014，69（11）：1129-35.

[11] DONG Y，WANG W P，MAO F，et al. Contrast-enhanced ultrasound features of hepatocellular carcinoma not detected during the screening procedure [J]. Zeitschrift fur Gastroenterologie，2017，55（8）：748-53.

[12] WANG W P，DONG Y，CAO J，et al. Detection and characterization of small superficially located focal liver lesions by contrast-enhanced ultrasound with high frequency transducers [J]. Med Ultrason，2017，19（4）：349-56.

[13] DONG Y，WANG W P，MAO F，et al. Application of imaging fusion combining contrast-enhanced ultrasound and magnetic resonance imaging in detection of hepatic cellular carcinomas undetectable by conventional ultrasound [J]. J Gastroenterol Hepatol，2016，31（4）：822-8.

[14] DONG Y，WANG W P，XU Y，et al. Point shear wave speed measurement in differentiating benign and malignant focal liver lesions [J]. Med Ultrason，2017，19（3）：259-64.

[15] LEE Y J，LEE J M，LEE J S，et al. Hepatocellular carcinoma：diagnostic performance of multidetector CT and MR imaging-a systematic review and meta-analysis [J]. Radiology，2015，275（1）：97-109.

[16] LIU X，JIANG H，CHEN J，et al. Gadoxetic acid disodium-enhanced magnetic resonance imaging outperformed multidetector computed tomography in diagnosing small hepatocellular carcinoma：A meta-analysis [J]. Liver Transpl，2017，23（12）：1505-18.

[17] ZENG M S, YE H Y, GUO L, et al. Gd—EOB—DTPA—enhanced magnetic resonance imaging for focal liver lesions in Chinese patients: a multicenter, open—label, phase III study [J]. Hepatobiliary Pancreat Dis Int, 2013, 12（6）: 607—16.

[18] ICHIKAWA T, SAITO K, YOSHIOKA N, et al. Detection and characterization of focal liver lesions: a Japanese phase III, multicenter comparison between gadoxetic acid disodium-enhanced magnetic resonance imaging and contrast—enhanced computed tomography predominantly in patients with hepatocellular carcinoma and chronic liver disease [J]. Investigative radiology, 2010, 45（3）: 133—41.

[19] 丁莺, 陈财忠, 饶圣祥, 等. Gd+—EOB—DTPA 与 Gd+—DT-PA 增强磁共振检查肝细胞癌的对照研究 [J]. 中华普通外科杂志, 2013, 28（9）: 4.

[20] YOO S H, CHOI J Y, JANG J W, et al. Gd—EOB—DTPA—enhanced MRI is better than MDCT in decision making of curative treatment for hepatocellular carcinoma [J]. Ann Surg Oncol, 2013, 20（9）: 2893—900.

[21] RAO S X, WANG J, WANG J, et al. Chinese consensus on the clinical application of hepatobiliary magnetic resonance imaging contrast agent: Gadoxetic acid disodium [J]. Journal of digestive diseases, 2019, 20（2）: 54—61.

[22] MARRERO J A, KULIK L M, SIRLIN C B, et al. Diagnosis, Staging, and Management of Hepatocellular Carcinoma: 2018 Practice Guidance by the American Association for the Study of Liver Diseases [J]. Hepatology, 2018, 68（2）: 723—50.

[23] VOGEL A, CERVANTES A, CHAU I, et al. Hepatocellular carcinoma: ESMO Clinical Practice Guidelines for diagnosis, treatment and follow—up [J]. Ann Oncol, 2018, 29（Suppl 4）: iv238—iv55.

[24] OMATA M, CHENG A L, KOKUDO N, et al. Asia—Pacific

clinical practice guidelines on the management of hepatocellular carcinoma: a 2017 update [J]. Hepatol Int, 2017, 11 (4): 317-70.

[25] CHO E S, CHOI J Y. MRI features of hepatocellular carcinoma related to biologic behavior [J]. Korean J Radiol, 2015, 16 (3): 449-64.

[26] HWANG J, KIM Y K, JEONG W K, et al. Nonhypervascular Hypointense Nodules at Gadoxetic Acid-enhanced MR Imaging in Chronic Liver Disease: Diffusion-weighted Imaging for Characterization [J]. Radiology, 2015, 276 (1): 137-46.

[27] RENZULLI M, BISELLI M, BROCCHI S, et al. New hallmark of hepatocellular carcinoma, early hepatocellular carcinoma and high-grade dysplastic nodules on Gd-EOB-DTPA MRI in patients with cirrhosis: a new diagnostic algorithm [J]. Gut, 2018, 67 (9): 1674-82.

[28] XU X, ZHANG H L, LIU Q P, et al. Radiomic analysis of contrast-enhanced CT predicts microvascular invasion and outcome in hepatocellular carcinoma [J]. J Hepatol, 2019, 70 (6): 1133-44.

[29] LEI Z, LI J, WU D, et al. Nomogram for Preoperative Estimation of Microvascular Invasion Risk in Hepatitis B Virus-Related Hepatocellular Carcinoma Within the Milan Criteria [J]. JAMA Surg, 2016, 151 (4): 356-63.

[30] PENG J, ZHANG J, ZHANG Q, et al. A radiomics nomogram for preoperative prediction of microvascular invasion risk in hepatitis B virus-related hepatocellular carcinoma [J]. Diagn Interv Radiol, 2018, 24 (3): 121-7.

[31] CHONG H H, YANG L, SHENG R F, et al. Multi-scale and multi-parametric radiomics of gadoxetate disodium-enhanced MRI predicts microvascular invasion and outcome in patients with solitary hepatocellular carcinoma ≤ 5 cm [J]. European ra-

diology, 2021, 31（7）: 4824-38.

[32] YANG L, GU D, WEI J, et al. A Radiomics Nomogram for Preoperative Prediction of Microvascular Invasion in Hepatocellular Carcinoma [J]. Liver Cancer, 2019, 8（5）: 373-86.

[33] LIN C Y, CHEN J H, LIANG J A, et al. 18F-FDG PET or PET/CT for detecting extrahepatic metastases or recurrent hepatocellular carcinoma: a systematic review and meta-analysis [J]. Eur J Radiol, 2012, 81（9）: 2417-22.

[34] PARK J W, KIM J H, KIM S K, et al. A prospective evaluation of 18F-FDG and 11C-acetate PET/CT for detection of primary and metastatic hepatocellular carcinoma [J]. J Nucl Med, 2008, 49（12）: 1912-21.

[35] BOELLAARD R, O'DOHERTY M J, WEBER W A, et al. FDG PET and PET/CT: EANM procedure guidelines for tumour PET imaging: version 1.0 [J]. Eur J Nucl Med Mol Imaging, 2010, 37（1）: 181-200.

[36] BOELLAARD R, DELGADO-BOLTON R, OYEN W J, et al. FDG PET/CT: EANM procedure guidelines for tumour imaging: version 2.0 [J]. Eur J Nucl Med Mol Imaging, 2015, 42（2）: 328-54.

[37] CHALIAN H, TORE H G, HOROWITZ J M, et al. Radiologic assessment of response to therapy: comparison of RECIST Versions 1.1 and 1.0 [J]. Radiographics, 2011, 31（7）: 2093-105.

[38] WAHL R L, JACENE H, KASAMON Y, et al. From RECIST to PERCIST: Evolving Considerations for PET response criteria in solid tumors [J]. J Nucl Med, 2009, 50 Suppl 1: 122S-50S.

[39] FERDA J, FERDOVá E, BAXA J, et al. The role of 18F-FDG accumulation and arterial enhancement as biomarkers in the assessment of typing, grading and staging of hepatocellular

carcinoma using 18F-FDG-PET/CT with integrated dual-phase CT angiography [J]. Anticancer Res, 2015, 35 (4): 2241-6.

[40] HYUN S H, EO J S, LEE J W, et al. Prognostic value of (18) F-fluorodeoxyglucose positron emission tomography/computed tomography in patients with Barcelona Clinic Liver Cancer stages 0 and A hepatocellular carcinomas: a multicenter retrospective cohort study [J]. Eur J Nucl Med Mol Imaging, 2016, 43 (9): 1638-45.

[41] LEE J W, OH J K, CHUNG Y A, et al. Prognostic Significance of (1) (8) F-FDG Uptake in Hepatocellular Carcinoma Treated with Transarterial Chemoembolization or Concurrent Chemoradiotherapy: A Multicenter Retrospective Cohort Study [J]. J Nucl Med, 2016, 57 (4): 509-16.

[42] NA S J, OH J K, HYUN S H, et al. (18) F-FDG PET/CT Can Predict Survival of Advanced Hepatocellular Carcinoma Patients: A Multicenter Retrospective Cohort Study [J]. J Nucl Med, 2017, 58 (5): 730-6.

[43] BERTAGNA F, BERTOLI M, BOSIO G, et al. Diagnostic role of radiolabelled choline PET or PET/CT in hepatocellular carcinoma: a systematic review and meta-analysis [J]. Hepatol Int, 2014, 8 (4): 493-500.

[44] CHEUNG T T, HO C L, LO C M, et al. 11C-acetate and 18F-FDG PET/CT for clinical staging and selection of patients with hepatocellular carcinoma for liver transplantation on the basis of Milan criteria: surgeon's perspective [J]. J Nucl Med, 2013, 54 (2): 192-200.

[45] ZHANG Y, SHI H, CHENG D, et al. Added value of SPECT/spiral CT versus SPECT in diagnosing solitary spinal lesions in patients with extraskeletal malignancies [J]. Nuclear medicine communications, 2013, 34 (5): 451-8.

[46] HECTORS S J, WAGNER M, BESA C, et al. Multiparamet-

ric FDG-PET/MRI of Hepatocellular Carcinoma: Initial Expe-
rience [J]. Contrast media & molecular imaging, 2018, 2018:
5638283.

[47] FORNER A, VILANA R, AYUSO C, et al. Diagnosis of he-
patic nodules 20 mm or smaller in cirrhosis: Prospective vali-
dation of the noninvasive diagnostic criteria for hepatocellular
carcinoma [J]. Hepatology, 2008, 47 (1): 97-104.

[48] ROBERTS L R, SIRLIN C B, ZAIEM F, et al. Imaging for
the diagnosis of hepatocellular carcinoma: A systematic review
and meta-analysis [J]. Hepatology, 2018, 67 (1): 401-21.

[49] EASL Clinical Practice Guidelines: Management of hepatocel-
lular carcinoma [J]. J Hepatol, 2018, 69 (1): 182-236.

[50] CONG W: [HEPACOCELLULAR CARCINOMA], CONG W,
EDITOR, Surgical pathology of liver and gallbaldder tumors,
Beijing: People's Medical Publishing House, 2015: 276-
320.

[51] ZHOU J, YU L, GAO X, et al. Plasma microRNA panel to di-
agnose hepatitis B virus-related hepatocellular carcinoma [J].
Journal of clinical oncology: official journal of the American
Society of Clinical Oncology, 2011, 29 (36): 4781-8.

[52] BEST J, BECHMANN L P, SOWA J P, et al. GALAD Score
Detects Early Hepatocellular Carcinoma in an International Co-
hort of Patients With Nonalcoholic Steatohepatitis [J]. Clin Gas-
troenterol Hepatol, 2020, 18 (3): 728-35.e4.

[53] WESTRA WH, HRUBAN RH, PHELPS TH, et al. Surgical
Pathology Dissection: An Illustrated Guide[M]. New York:
Springer, 2003: 258.

[54] NARA S, SHIMADA K, SAKAMOTO Y, et al. Prognostic
impact of marginal resection for patients with solitary hepatocel-
lular carcinoma: evidence from 570 hepatectomies [J]. Surgery,
2012, 151 (4): 526-36.

[55] SCHEUER P J. Classification of chronic viral hepatitis: a need for reassessment [J]. J Hepatol, 1991, 13 (3): 372-4.

[56] [Regimens for prevention and treatment of viral hepatitis] [J]. Chinese Journal of Infectious Diseases, 2001, 19 (1): 56-62.

[57] Guidelines for the Prevention, Care and Treatment of Persons with Chronic Hepatitis B Infection, Geneva, 2015.

[58] RODRíGUEZ-PERáLVAREZ M, LUONG T V, ANDREANA L, et al. A systematic review of microvascular invasion in hepatocellular carcinoma: diagnostic and prognostic variability [J]. Ann Surg Oncol, 2013, 20 (1): 325-39.

[59] [Evidence-based practice guidelines for standardized pathological diagnosis of primary liver cancer in China: 2015] [J]. Chinese journal of hepatology, 2015, 23 (5): 321-7.

[60] EGUCHI S, TAKATSUKI M, HIDAKA M, et al. Predictor for histological microvascular invasion of hepatocellular carcinoma: a lesson from 229 consecutive cases of curative liver resection [J]. World journal of surgery, 2010, 34 (5): 1034-8.

[61] FUJITA N, AISHIMA S, IGUCHI T, et al. Histologic classification of microscopic portal venous invasion to predict prognosis in hepatocellular carcinoma [J]. Human pathology, 2011, 42 (10): 1531-8.

[62] IGUCHI T, SHIRABE K, AISHIMA S, et al. New Pathologic Stratification of Microvascular Invasion in Hepatocellular Carcinoma: Predicting Prognosis After Living-donor Liver Transplantation [J]. Transplantation, 2015, 99 (6): 1236-42.

[63] IMAMURA H, SEYAMA Y, KOKUDO N, et al. One thousand fifty-six hepatectomies without mortality in 8 years [J]. Arch Surg, 2003, 138 (11): 1198-206; discussion 206.

[64] KUBOTA K, MAKUUCHI M, KUSAKA K, et al. Measurement of liver volume and hepatic functional reserve as a guide to

decision-making in resectional surgery for hepatic tumors [J]. Hepatology, 1997, 26 (5): 1176-81.

[65] BRUIX J, CASTELLS A, BOSCH J, et al. Surgical resection of hepatocellular carcinoma in cirrhotic patients: prognostic value of preoperative portal pressure [J]. Gastroenterology, 1996, 111 (4): 1018-22.

[66] CESCON M, COLECCHIA A, CUCCHETTI A, et al. Value of transient elastography measured with FibroScan in predicting the outcome of hepatic resection for hepatocellular carcinoma [J]. Annals of surgery, 2012, 256 (5): 706-12; discussion 12-3.

[67] SHEN Y, ZHOU C, ZHU G, et al. Liver Stiffness Assessed by Shear Wave Elastography Predicts Postoperative Liver Failure in Patients with Hepatocellular Carcinoma [J]. J Gastrointest Surg, 2017, 21 (9): 1471-9.

[68] RAJAKANNU M, CHERQUI D, CIACIO O, et al. Liver stiffness measurement by transient elastography predicts late posthepatectomy outcomes in patients undergoing resection for hepatocellular carcinoma [J]. Surgery, 2017, 162 (4): 766-74.

[69] ZHONG J H, KE Y, GONG W F, et al. Hepatic resection associated with good survival for selected patients with intermediate and advanced-stage hepatocellular carcinoma [J]. Annals of surgery, 2014, 260 (2): 329-40.

[70] XIAO H, ZHANG B, MEI B, et al. Hepatic resection for hepatocellular carcinoma in patients with portal hypertension: a long-term benefit compared with transarterial chemoembolization and thermal ablation [J]. Medicine (Baltimore), 2015, 94 (7): e495.

[71] BOSCH J, ABRALDES J G, BERZIGOTTI A, et al. The clinical use of HVPG measurements in chronic liver disease [J]. Nat Rev Gastroenterol Hepatol, 2009, 6 (10): 573-82.

[72] CHEN X, ZHAI J, CAI X, et al. Severity of portal hypertension and prediction of postoperative liver failure after liver resection in patients with Child-Pugh grade A cirrhosis [J]. The British journal of surgery, 2012, 99 (12): 1701-10.

[73] CHEN M S, LI J Q, ZHENG Y, et al. A prospective randomized trial comparing percutaneous local ablative therapy and partial hepatectomy for small hepatocellular carcinoma [J]. Annals of surgery, 2006, 243 (3): 321-8.

[74] MOHKAM K, DUMONT P N, MANICHON A F, et al. No-touch multibipolar radiofrequency ablation vs. surgical resection for solitary hepatocellular carcinoma ranging from 2 to 5 ■m [J]. J Hepatol, 2018, 68 (6): 1172-80.

[75] LIU P H, HSU C Y, HSIA C Y, et al. Surgical Resection Versus Radiofrequency Ablation for Single Hepatocellular Carcinoma </= 2 cm in a Propensity Score Model[J]. Ann Surg, 2016, 263 (3): 538-45.

[76] FENG K, YAN J, LI X, et al. A randomized controlled trial of radiofrequency ablation and surgical resection in the treatment of small hepatocellular carcinoma [J]. J Hepatol, 2012, 57 (4): 794-802.

[77] XU Q, KOBAYASHI S, YE X, et al. Comparison of hepatic resection and radiofrequency ablation for small hepatocellular carcinoma: a meta-analysis of 16, 103 patients [J]. Scientific reports, 2014, 4: 7252.

[78] YIN L, LI H, LI A J, et al. Yin L, Li H, Li AJ, et al. Partial hepatectomy vs. transcatheter arterial chemoembolization for resectable multiple hepatocellular carcinoma beyond Milan criteria: A RCT [J]. Journal of Hepatology, 2014, 61 (1): 82-8.

[79] TORZILLI G, BELGHITI J, KOKUDO N, et al. A snapshot of the effective indications and results of surgery for hepatocellu-

lar carcinoma in tertiary referral centers: is it adherent to the EASL / AASLD recommendations?: an observational study of the HCC East—West study group [J]. Annals of surgery, 2013, 257 (5): 929-37.

[80] WANG K, GUO W X, CHEN M S, et al. Multimodality Treatment for Hepatocellular Carcinoma With Portal Vein Tumor Thrombus: A Large—Scale, Multicenter, Propensity Mathching Score Analysis [J]. Medicine (Baltimore), 2016, 95 (11): e3015.

[81] WEI X, JIANG Y, ZHANG X, et al. Neoadjuvant Three—Dimensional Conformal Radiotherapy for Resectable Hepatocellular Carcinoma With Portal Vein Tumor Thrombus: A Randomized, Open–Label, Multicenter Controlled Study [J]. Journal of clinical oncology: official journal of the American Society of Clinical Oncology, 2019, 37 (24): 2141-51.

[82] LI XL, ZHU XD, CAI H, et al. Postoperative alpha—fetoprotein response predicts tumor recurrence and survival after hepatectomy for hepatocellular carcinoma: A propensity score matching analysis[J]. Surgery, 2019, 165 (6): 1161-7.

[83] YANG J, TAO H S, CAI W, et al. Accuracy of actual resected liver volume in anatomical liver resections guided by 3—dimensional parenchymal staining using fusion indocyanine green fluorescence imaging [J]. J Surg Oncol, 2018, 118 (7): 1081-7.

[84] MISE Y, HASEGAWA K, SATOU S, et al. How Has Virtual Hepatectomy Changed the Practice of Liver Surgery?: Experience of 1194 Virtual Hepatectomy Before Liver Resection and Living Donor Liver Transplantation [J]. Annals of surgery, 2018, 268 (1): 127-33.

[85] JIANG H T, CAO J Y. Impact of Laparoscopic Versus Open Hepatectomy on Perioperative Clinical Outcomes of Patients

with Primary Hepatic Carcinoma [J]. Chinese medical sciences journal = Chung-kuo i hsueh k'o hsueh tsa chih, 2015, 30 (2): 80-3.

[86] WANG X, TEH C S C, ISHIZAWA T, et al. Consensus Guidelines for the Use of Fluorescence Imaging in Hepatobiliary Surgery [J]. Annals of surgery, 2021, 274 (1): 97-106.

[87] ZHONG F P, ZHANG Y J, LIU Y, et al. Prognostic impact of surgical margin in patients with hepatocellular carcinoma: A meta-analysis [J]. Medicine (Baltimore), 2017, 96 (37): e8043.

[88] YANG P, SI A, YANG J, et al. A wide-margin liver resection improves long-term outcomes for patients with HBV-related hepatocellular carcinoma with microvascular invasion [J]. Surgery, 2019, 165 (4): 721-30.

[89] LIU C L, FAN S T, LO C M, et al. Anterior approach for major right hepatic resection for large hepatocellular carcinoma [J]. Annals of surgery, 2000, 232 (1): 25-31.

[90] ZHOU C, PENG Y, ZHOU K, et al. Surgical resection plus radiofrequency ablation for the treatment of multifocal hepatocellular carcinoma [J]. Hepatobiliary surgery and nutrition, 2019, 8 (1): 19-28.

[91] ZHANG Z M, LAI E C, ZHANG C, et al. The strategies for treating primary hepatocellular carcinoma with portal vein tumor thrombus [J]. International journal of surgery (London, England), 2015, 20: 8-16.

[92] FU S Y, LAU W Y, LI A J, et al. Liver resection under total vascular exclusion with or without preceding Pringle manoeuvre [J]. The British journal of surgery, 2010, 97 (1): 50-5.

[93] SATOH S, IKAI I, HONDA G, et al. Clinicopathologic evaluation of hepatocellular carcinoma with bile duct thrombi [J]. Surgery, 2000, 128 (5): 779-83.

[94] ZHU X D，HUANG C，SHEN Y H，et al. Downstaging and Resection of Initially Unresectable Hepatocellular Carcinoma with Tyrosine Kinase Inhibitor and Anti-PD-1 Antibody Combinations [J]. Liver Cancer，2021，10（4）：320-9.

[95] 张雯雯，胡沉洋，韩骏，等. PD-1抑制剂与多靶点酪氨酸激酶抑制剂联合方案用于进展期肝癌转化治疗研究的初步报告 [J]. 中华肝胆外科杂志，2020，26（12）：947-8.

[96] HE M，LI Q，ZOU R，et al. Sorafenib Plus Hepatic Arterial Infusion of Oxaliplatin，Fluorouracil，and Leucovorin vs Sorafenib Alone for Hepatocellular Carcinoma With Portal Vein Invasion：A Randomized Clinical Trial [J]. JAMA Oncol，2019，5（7）：953-60.

[97] CHEN X，ZHANG Y，ZHANG N，et al. Lenvatinib combined nivolumab injection followed by extended right hepatectomy is a feasible treatment for patients with massive hepatocellular carcinoma：a case report [J]. OncoTargets and therapy，2019，12：7355-9.

[98] HE M K，LE Y，LI Q J，et al. Hepatic artery infusion chemotherapy using mFOLFOX versus transarterial chemoembolization for massive unresectable hepatocellular carcinoma：a prospective non-randomized study [J]. Chinese journal of cancer，2017，36（1）：83.

[99] 孙惠川，谢青，荚卫东，等. 肝癌转化治疗中国专家共识（2021版）[J]. 中国实用外科杂志，2021，41（06）：618-32.

[100] ZHANG Y，HUANG G，WANG Y，et al. Is Salvage Liver Resection Necessary for Initially Unresectable Hepatocellular Carcinoma Patients Downstaged by Transarterial Chemoembolization? Ten Years of Experience [J]. Oncologist，2016，21（12）：1442-9.

[101] LYU N，KONG Y，MU L，et al. Hepatic arterial infusion of

oxaliplatin plus fluorouracil / leucovorin vs. sorafenib for advanced hepatocellular carcinoma [J]. J Hepatol，2018，69（1）：60-9.

[102] BYUN H K，KIM H J，IM Y R，et al. Dose escalation by intensity modulated radiotherapy in liver-directed concurrent chemoradiotherapy for locally advanced BCLC stage C hepatocellular carcinoma [J]. Radiotherapy and oncology：journal of the European Society for Therapeutic Radiology and Oncology，2019，133：1-8.

[103] HE M K，LIANG R B，ZHAO Y，et al. Lenvatinib，toripalimab，plus hepatic arterial infusion chemotherapy versus lenvatinib alone for advanced hepatocellular carcinoma [J]. Ther Adv Med Oncol，2021，13：17588359211002720.

[104] WAKABAYASHI H，OKADA S，MAEBA T，et al. Effect of preoperative portal vein embolization on major hepatectomy for advanced-stage hepatocellular carcinomas in injured livers：a preliminary report [J]. Surgery today，1997，27（5）：403-10.

[105] 郑树国，李建伟，肖乐，等 . 全腹腔镜联合肝脏离断和门静脉结扎的二步肝切除术治疗肝硬化肝癌 [J]. 中华消化外科杂志，2014，13（07）：502-7.

[106] HONG DE F，ZHANG Y B，PENG S Y，et al. Percutaneous Microwave Ablation Liver Partition and Portal Vein Embolization for Rapid Liver Regeneration：A Minimally Invasive First Step of ALPPS for Hepatocellular Carcinoma [J]. Annals of surgery，2016，264（1）：e1-2.

[107] D'HAESE J G，NEUMANN J，WENIGER M，et al. Should ALPPS be Used for Liver Resection in Intermediate-Stage HCC? [J]. Ann Surg Oncol，2016，23（4）：1335-43.

[108] LI P-P，HUANG G，JIA N-Y，et al. Associating liver partition and portal vein ligation for staged hepatectomy versus se-

quential transarterial chemoembolization and portal vein embolization in staged hepatectomy for HBV-related hepatocellular carcinoma: a randomized comparative study[J]. Hepatobiliary Surgery and Nutrition, 2020.

[109] WANG Z, PENG Y, HU J, et al. Associating Liver Partition and Portal Vein Ligation for Staged Hepatectomy for Unresectable Hepatitis B Virus-related Hepatocellular Carcinoma: A Single Center Study of 45 Patients [J]. Annals of surgery, 2020, 271 (3): 534-41.

[110] SHI H Y, WANG S N, WANG S C, et al. Preoperative transarterial chemoembolization and resection for hepatocellular carcinoma: a nationwide Taiwan database analysis of long-term outcome predictors [J]. J Surg Oncol, 2014, 109 (5): 487-93.

[111] ZHOU W P, LAI E C, LI A J, et al. A prospective, randomized, controlled trial of preoperative transarterial chemoembolization for resectable large hepatocellular carcinoma [J]. Annals of surgery, 2009, 249 (2): 195-202.

[112] WANG Z, REN Z, CHEN Y, et al. Adjuvant Transarterial Chemoembolization for HBV-Related Hepatocellular Carcinoma After Resection: A Randomized Controlled Study [J]. Clin Cancer Res, 2018, 24 (9): 2074-81.

[113] WEI W, JIAN P E, LI S H, et al. Adjuvant transcatheter arterial chemoembolization after curative resection for hepatocellular carcinoma patients with solitary tumor and microvascular invasion: a randomized clinical trial of efficacy and safety [J]. Cancer communications (London, England), 2018, 38 (1): 61.

[114] CHEN Q, SHU C, LAURENCE A D, et al. Effect of Huaier granule on recurrence after curative resection of HCC: a multicentre, randomised clinical trial [J]. Gut, 2018, 67 (11):

2006-16.

[115] HUANG G，LI P P，LAU W Y，et al. Antiviral Therapy Reduces Hepatocellular Carcinoma Recurrence in Patients With Low HBV-DNA Levels：A Randomized Controlled Trial [J]. Annals of surgery，2018，268（6）：943-54.

[116] YIN J，LI N，HAN Y，et al. Effect of antiviral treatment with nucleotide/nucleoside analogs on postoperative prognosis of hepatitis B virus-related hepatocellular carcinoma：a two-stage longitudinal clinical study [J]. Journal of clinical oncology：official journal of the American Society of Clinical Oncology，2013，31（29）：3647-55.

[117] HUANG G，LAU W Y，WANG Z G，et al. Antiviral therapy improves postoperative survival in patients with hepatocellular carcinoma：a randomized controlled trial [J]. Annals of surgery，2015，261（1）：56-66.

[118] FAN J，ZHOU J，WU Z Q，et al. Efficacy of different treatment strategies for hepatocellular carcinoma with portal vein tumor thrombosis [J]. World J Gastroenterol，2005，11（8）：1215-9.

[119] LO C M，LIU C L，CHAN S C，et al. A randomized，controlled trial of postoperative adjuvant interferon therapy after resection of hepatocellular carcinoma [J]. Annals of surgery，2007，245（6）：831-42.

[120] SUN H C，TANG Z Y，WANG L，et al. Postoperative interferon alpha treatment postponed recurrence and improved overall survival in patients after curative resection of HBV-related hepatocellular carcinoma：a randomized clinical trial [J]. Journal of cancer research and clinical oncology，2006，132（7）：458-65.

[121] NISHIGUCHI S，TAMORI A，KUBO S. Effect of long-term postoperative interferon therapy on intrahepatic recurrence

and survival rate after resection of hepatitis C virus-related hepatocellular carcinoma [J]. Intervirology, 2005, 48 (1): 71-5.

[122] MAZZAFERRO V, ROMITO R, SCHIAVO M, et al. Prevention of hepatocellular carcinoma recurrence with alpha-interferon after liver resection in HCV cirrhosis [J]. Hepatology, 2006, 44 (6): 1543-54.

[123] JI J, SHI J, BUDHU A, et al. MicroRNA expression, survival, and response to interferon in liver cancer [J]. N Engl J Med, 2009, 361 (15): 1437-47.

[124] SAPISOCHIN G, BRUIX J. Liver transplantation for hepatocellular carcinoma: outcomes and novel surgical approaches [J]. Nat Rev Gastroenterol Hepatol, 2017, 14 (4): 203-17.

[125] ZHENG S S, XU X, WU J, et al. Liver transplantation for hepatocellular carcinoma: Hangzhou experiences [J]. Transplantation, 2008, 85 (12): 1726-32.

[126] FAN J, YANG G S, FU Z R, et al. Liver transplantation outcomes in 1, 078 hepatocellular carcinoma patients: a multicenter experience in Shanghai, China [J]. Journal of cancer research and clinical oncology, 2009, 135 (10): 1403-12.

[127] LI J, YAN L N, YANG J, et al. Indicators of prognosis after liver transplantation in Chinese hepatocellular carcinoma patients [J]. World J Gastroenterol, 2009, 15 (33): 4170-6.

[128] 邵卓, 杨广顺, 杨宁, 等. 三亚共识在原发性肝癌肝移植治疗中的运用 [J]. 中国实用外科杂志, 2008, 6: 466-9.

[129] LLOVET J M, PAVEL M, RIMOLA J, et al. Pilot study of living donor liver transplantation for patients with hepatocellular carcinoma exceeding Milan Criteria (Barcelona Clinic Liver Cancer extended criteria) [J]. Liver Transpl, 2018, 24 (3): 369-79.

[130] PINHEIRO R S, WAISBERG D R, NACIF L S, et al. Liv-

ing donor liver transplantation for hepatocellular cancer: an (almost) exclusive Eastern procedure? [J]. Transl Gastroenterol Hepatol, 2017, 2: 68.

[131] SPOSITO C, CUCCHETTI A, MAZZAFERRO V. Assessing Competing Risks for Death Following Liver Transplantation for Hepatocellular Carcinoma [J]. Digestive diseases and sciences, 2019, 64 (4): 1001-7.

[132] SEGEV D L, SOZIO S M, SHIN E J, et al. Steroid avoidance in liver transplantation: meta-analysis and meta-regression of randomized trials [J]. Liver Transpl, 2008, 14 (4): 512-25.

[133] RODRíGUEZ-PERáLVAREZ M, TSOCHATZIS E, NAVEAS M C, et al. Reduced exposure to calcineurin inhibitors early after liver transplantation prevents recurrence of hepatocellular carcinoma [J]. J Hepatol, 2013, 59 (6): 1193-9.

[134] LIANG W, WANG D, LING X, et al. Sirolimus-based immunosuppression in liver transplantation for hepatocellular carcinoma: a meta-analysis [J]. Liver Transpl, 2012, 18 (1): 62-9.

[135] ZHOU J, WANG Z, WU Z Q, et al. Sirolimus-based immunosuppression therapy in liver transplantation for patients with hepatocellular carcinoma exceeding the Milan criteria [J]. Transplantation proceedings, 2008, 40 (10): 3548-53.

[136] GEISSLER E K, SCHNITZBAUER A A, ZüLKE C, et al. Sirolimus Use in Liver Transplant Recipients With Hepatocellular Carcinoma: A Randomized, Multicenter, Open-Label Phase 3 Trial [J]. Transplantation, 2016, 100 (1): 116-25.

[137] THORAT A, JENG L B, YANG H R, et al. Assessing the role of everolimus in reducing hepatocellular carcinoma recurrence after living donor liver transplantation for patients within the UCSF criteria: re-inventing the role of mammalian target

of rapamycin inhibitors [J]. Annals of hepato-biliary-pancreat-
ic surgery, 2017, 21 (4): 205-11.

[138] FILGUEIRA N A. Hepatocellular carcinoma recurrence after
liver transplantation: Risk factors, screening and clinical
presentation [J]. World journal of hepatology, 2019, 11 (3):
261-72.

[139] AU K P, CHOK K S H. Multidisciplinary approach for post-
liver transplant recurrence of hepatocellular carcinoma: A
proposed management algorithm [J]. World J Gastroenterol,
2018, 24 (45): 5081-94.

[140] HASEGAWA K, AOKI T, ISHIZAWA T, et al. Comparison
of the therapeutic outcomes between surgical resection and per-
cutaneous ablation for small hepatocellular carcinoma [J]. Ann
Surg Oncol, 2014, 21 Suppl 3: S348-55.

[141] LI L, ZHANG J, LIU X, et al. Clinical outcomes of radiofre-
quency ablation and surgical resection for small hepatocellular
carcinoma: a meta-analysis [J]. J Gastroenterol Hepatol,
2012, 27 (1): 51-8.

[142] HUANG J, YAN L, CHENG Z, et al. A randomized trial
comparing radiofrequency ablation and surgical resection for
HCC conforming to the Milan criteria [J]. Annals of surgery,
2010, 252 (6): 903-12.

[143] FENG Q, CHI Y, LIU Y, et al. Efficacy and safety of percu-
taneous radiofrequency ablation versus surgical resection for
small hepatocellular carcinoma: a meta-analysis of 23 stud-
ies [J]. Journal of cancer research and clinical oncology,
2015, 141 (1): 1-9.

[144] CHEN Q W, YING H F, GAO S, et al. Radiofrequency ab-
lation plus chemoembolization versus radiofrequency ablation
alone for hepatocellular carcinoma: A systematic review and
meta-analysis [J]. Clinics and research in hepatology and gas-

troenterology，2016，40（3）：309-14.

[145] MORIMOTO M，NUMATA K，KONDOU M，et al. Midterm outcomes in patients with intermediate-sized hepatocellular carcinoma： a randomized controlled trial for determining the efficacy of radiofrequency ablation combined with transcatheter arterial chemoembolization [J]. Cancer，2010，116（23）：5452-60.

[146] PENG Z W，ZHANG Y J，CHEN M S，et al. Radiofrequency ablation with or without transcatheter arterial chemoembolization in the treatment of hepatocellular carcinoma： a prospective randomized trial [J]. Journal of clinical oncology： official journal of the American Society of Clinical Oncology，2013，31（4）：426-32.

[147] LIVRAGHI T，MELONI F，DI STASI M，et al. Sustained complete response and complications rates after radiofrequency ablation of very early hepatocellular carcinoma in cirrhosis： Is resection still the treatment of choice? [J]. Hepatology，2008，47（1）：82-9.

[148] PENG Z W，LIN X J，ZHANG Y J，et al. Radiofrequency ablation versus hepatic resection for the treatment of hepatocellular carcinomas 2 cm or smaller： a retrospective comparative study [J]. Radiology，2012，262（3）：1022-33.

[149] KIM Y S，LIM H K，RHIM H，et al. Ten-year outcomes of percutaneous radiofrequency ablation as first-line therapy of early hepatocellular carcinoma： analysis of prognostic factors [J]. J Hepatol，2013，58（1）：89-97.

[150] WEIS S，FRANKE A，MöSSNER J，et al. Radiofrequency（thermal）ablation versus no intervention or other interventions for hepatocellular carcinoma [J]. The Cochrane database of systematic reviews，2013，12：Cd003046.

[151] ZHANG L，GE N L，CHEN Y，et al. Long-term outcomes

and prognostic analysis of radiofrequency ablation for small hepatocellular carcinoma: 10-year follow-up in Chinese patients [J]. Medical oncology (Northwood, London, England), 2015, 32 (3): 77.

[152] KUDO M, HASEGAWA K, KAWAGUCHI Y, et al. A multicenter randomized controlled trial to evaluate the efficacy of surgery versus radiofrequency ablation for small hepatocellular carcinoma (SURF trial): Analysis of overall survival[J]. Journal of Clinical Oncology, 2021, 39 (15_suppl): 4093.

[153] CHO Y K, KIM J K, KIM M Y, et al. Systematic review of randomized trials for hepatocellular carcinoma treated with percutaneous ablation therapies [J]. Hepatology, 2009, 49 (2): 453-9.

[154] SHIBATA T, IIMURO Y, YAMAMOTO Y, et al. Small hepatocellular carcinoma: comparison of radio-frequency ablation and percutaneous microwave coagulation therapy [J]. Radiology, 2002, 223 (2): 331-7.

[155] DI VECE F, TOMBESI P, ERMILI F, et al. Coagulation areas produced by cool-tip radiofrequency ablation and microwave ablation using a device to decrease back-heating effects: a prospective pilot study [J]. Cardiovascular and interventional radiology, 2014, 37 (3): 723-9.

[156] LIU P H, HSU C Y, HSIA C Y, et al. Surgical Resection Versus Radiofrequency Ablation for Single Hepatocellular Carcinoma ≤ 2 cm in a Propensity Score Model [J]. Annals of surgery, 2016, 263 (3): 538-45.

[157] AHMED M, SOLBIATI L, BRACE C L, et al. Image-guided tumor ablation: standardization of terminology and reporting criteria --a 10-year update [J]. Radiology, 2014, 273 (1): 241-60.

[158] LI L, WANG W, PAN H, et al. Microwave ablation com-

bined with OK-432 induces Th1-type response and specific antitumor immunity in a murine model of breast cancer [J]. Journal of translational medicine, 2017, 15 (1): 23.

[159] MIZUKOSHI E, YAMASHITA T, ARAI K, et al. Enhancement of tumor-associated antigen-specific T cell responses by radiofrequency ablation of hepatocellular carcinoma [J]. Hepatology, 2013, 57 (4): 1448-57.

[160] SLOVAK R, LUDWIG J M, GETTINGER S N, et al. Immuno-thermal ablations - boosting the anticancer immune response [J]. Journal for immunotherapy of cancer, 2017, 5 (1): 78.

[161] DUAN X, WANG M, HAN X, et al. Combined use of microwave ablation and cell immunotherapy induces nonspecific immunity of hepatocellular carcinoma model mice [J]. Cell cycle (Georgetown, Tex), 2020, 19 (24): 3595-607.

[162] ROZEMAN E A, PREVOO W, MEIER M A J, et al. Phase Ib/II trial testing combined radiofrequency ablation and ipilimumab in uveal melanoma (SECIRA-UM) [J]. Melanoma Res, 2020, 30 (3): 252-60.

[163] LENCIONI R, DE BAERE T, SOULEN M C, et al. Lipiodol transarterial chemoembolization for hepatocellular carcinoma: A systematic review of efficacy and safety data [J]. Hepatology, 2016, 64 (1): 106-16.

[164] PELLETIER G, DUCREUX M, GAY F, et al. Treatment of unresectable hepatocellular carcinoma with lipiodol chemoembolization: a multicenter randomized trial. Groupe CHC [J]. J Hepatol, 1998, 29 (1): 129-34.

[165] LO C M, NGAN H, TSO W K, et al. Randomized controlled trial of transarterial lipiodol chemoembolization for unresectable hepatocellular carcinoma [J]. Hepatology, 2002, 35 (5): 1164-71.

[166] LLOVET J M，REAL M I，MONTAñA X，et al. Arterial embolisation or chemoembolisation versus symptomatic treatment in patients with unresectable hepatocellular carcinoma：a randomised controlled trial [J]. Lancet（London，England），2002，359（9319）：1734-9.

[167] CAMMà C，SCHEPIS F，ORLANDO A，et al. Transarterial chemoembolization for unresectable hepatocellular carcinoma：meta-analysis of randomized controlled trials [J]. Radiology，2002，224（1）：47-54.

[168] LLOVET J M，BRUIX J. Systematic review of randomized trials for unresectable hepatocellular carcinoma：Chemoembolization improves survival [J]. Hepatology，2003，37（2）：429-42.

[169] 中华医学会放射学分会介入学组协作组，王建华.原发性肝细胞癌经导管肝动脉化疗性栓塞治疗技术操作规范专家共识 [J]. 中华放射学杂志，2011，10）：908-12.

[170] 郭志，滕皋军，邹英华，等.载药微球治疗原发性和转移性肝癌的技术操作推荐 [J]. 中华放射学杂志，2019，5：336-40.

[171] LIANG B，MAKAMURE J，SHU S，et al. Treatment Response，Survival，and Safety of Transarterial Chemoembolization With CalliSpheres（®）Microspheres Versus Conventional Transarterial Chemoembolization in Hepatocellular Carcinoma：A Meta-Analysis [J]. Frontiers in oncology，2021，11：576232.

[172] YANG M，FANG Z，YAN Z，et al. Transarterial chemoembolisation（TACE）combined with endovascular implantation of an iodine-125 seed strand for the treatment of hepatocellular carcinoma with portal vein tumour thrombosis versus TACE alone：a two-arm，randomised clinical trial [J]. Journal of cancer research and clinical oncology，2014，140（2）：

211-9.

[173] JANG J W, CHOI J Y, BAE S H, et al. Transarterial chemo-lipiodolization can reactivate hepatitis B virus replication in patients with hepatocellular carcinoma [J]. J Hepatol, 2004, 41 (3): 427-35.

[174] 胡鸿涛，黎海亮，郭晨阳，等.～（125）I 粒子植入联合动脉化学栓塞治疗原发性肝癌合并门静脉癌栓 [J]. 中华放射学杂志，2012，6：552-6.

[175] BUJOLD A, MASSEY C A, KIM J J, et al. Sequential phase I and II trials of stereotactic body radiotherapy for locally advanced hepatocellular carcinoma [J]. Journal of clinical oncology: official journal of the American Society of Clinical Oncology, 2013, 31 (13): 1631-9.

[176] CHEN Y X, ZHUANG Y, YANG P, et al. Helical IMRT-Based Stereotactic Body Radiation Therapy Using an Abdominal Compression Technique and Modified Fractionation Regimen for Small Hepatocellular Carcinoma [J]. Technology in cancer research & treatment, 2020, 19: 1533033820937002.

[177] CHINO F, STEPHENS S J, CHOI S S, et al. The role of external beam radiotherapy in the treatment of hepatocellular cancer [J]. Cancer, 2018, 124 (17): 3476-89.

[178] HARA K, TAKEDA A, TSURUGAI Y, et al. Radiotherapy for Hepatocellular Carcinoma Results in Comparable Survival to Radiofrequency Ablation: A Propensity Score Analysis [J]. Hepatology, 2019, 69 (6): 2533-45.

[179] JANG W I, BAE S H, KIM M S, et al. A phase 2 multicenter study of stereotactic body radiotherapy for hepatocellular carcinoma: Safety and efficacy [J]. Cancer, 2020, 126 (2): 363-72.

[180] KIM N, CHENG J, JUNG I, et al. Stereotactic body radia-

tion therapy vs. radiofrequency ablation in Asian patients with hepatocellular carcinoma [J]. J Hepatol, 2020, 73 (1): 121-9.

[181] RIM C H, KIM H J, SEONG J. Clinical feasibility and efficacy of stereotactic body radiotherapy for hepatocellular carcinoma: A systematic review and meta-analysis of observational studies [J]. Radiotherapy and oncology: journal of the European Society for Therapeutic Radiology and Oncology, 2019, 131: 135-44.

[182] SHEN P C, CHANG W C, LO C H, et al. Comparison of Stereotactic Body Radiation Therapy and Transarterial Chemoembolization for Unresectable Medium-Sized Hepatocellular Carcinoma [J]. Int J Radiat Oncol Biol Phys, 2019, 105 (2): 307-18.

[183] SU T S, LIANG P, LIANG J, et al. Long-Term Survival Analysis of Stereotactic Ablative Radiotherapy Versus Liver Resection for Small Hepatocellular Carcinoma [J]. Int J Radiat Oncol Biol Phys, 2017, 98 (3): 639-46.

[184] WAHL D R, STENMARK M H, TAO Y, et al. Outcomes After Stereotactic Body Radiotherapy or Radiofrequency Ablation for Hepatocellular Carcinoma [J]. Journal of clinical oncology: official journal of the American Society of Clinical Oncology, 2016, 34 (5): 452-9.

[185] HUO Y R, ESLICK G D. Transcatheter Arterial Chemoembolization Plus Radiotherapy Compared With Chemoembolization Alone for Hepatocellular Carcinoma: A Systematic Review and Meta-analysis [J]. JAMA Oncol, 2015, 1 (6): 756-65.

[186] MENG M B, CUI Y L, LU Y, et al. Transcatheter arterial chemoembolization in combination with radiotherapy for unresectable hepatocellular carcinoma: a systematic review and meta-analysis [J]. Radiotherapy and oncology: journal of the

European Society for Therapeutic Radiology and Oncology, 2009, 92 (2): 184-94.

[187] OHRI N, DAWSON L A, KRISHNAN S, et al. Radiotherapy for Hepatocellular Carcinoma: New Indications and Directions for Future Study [J]. J Natl Cancer Inst, 2016, 108 (9).

[188] YOON S M, RYOO B Y, LEE S J, et al. Efficacy and Safety of Transarterial Chemoembolization Plus External Beam Radiotherapy vs Sorafenib in Hepatocellular Carcinoma With Macroscopic Vascular Invasion: A Randomized Clinical Trial [J]. JAMA Oncol, 2018, 4 (5): 661-9.

[189] ZENG Z C, FAN J, TANG Z Y, et al. A comparison of treatment combinations with and without radiotherapy for hepatocellular carcinoma with portal vein and/or inferior vena cava tumor thrombus [J]. Int J Radiat Oncol Biol Phys, 2005, 61 (2): 432-43.

[190] ZENG Z C, TANG Z Y, FAN J, et al. A comparison of chemoembolization combination with and without radiotherapy for unresectable hepatocellular carcinoma [J]. Cancer journal (Sudbury, Mass), 2004, 10 (5): 307-16.

[191] SHEN L, XI M, ZHAO L, et al. Combination Therapy after TACE for Hepatocellular Carcinoma with Macroscopic Vascular Invasion: Stereotactic Body Radiotherapy versus Sorafenib [J]. Cancers (Basel), 2018, 10 (12): 516.

[192] SUN J, YANG L, SHI J, et al. Postoperative adjuvant IMRT for patients with HCC and portal vein tumor thrombus: An open-label randomized controlled trial [J]. Radiotherapy and oncology: journal of the European Society for Therapeutic Radiology and Oncology, 2019, 140: 20-5.

[193] JIHYE C, JINSIL S. Application of Radiotherapeutic Strategies in the BCLC-Defined Stages of Hepatocellular Carcinoma

[J]. Liver Cancer，2012，1（3-4）：216-25.

[194] SOLIMAN H，RINGASH J，JIANG H，et al. Phase II trial of palliative radiotherapy for hepatocellular carcinoma and liver metastases [J]. Journal of clinical oncology：official journal of the American Society of Clinical Oncology，2013，31（31）：3980-6.

[195] 2016年原发性肝癌放疗共识 [J]. 中华放射肿瘤学杂志，2016，25（11）：1141-50.

[196] SAPISOCHIN G，BARRY A，DOHERTY M，et al. Stereotactic body radiotherapy vs. TACE or RFA as a bridge to transplant in patients with hepatocellular carcinoma. An intention-to-treat analysis [J]. J Hepatol，2017，67（1）：92-9.

[197] WANG W H，WANG Z，WU J X，et al. Survival benefit with IMRT following narrow-margin hepatectomy in patients with hepatocellular carcinoma close to major vessels [J]. Liver international：official journal of the International Association for the Study of the Liver，2015，35（12）：2603-10.

[198] WANG L，WANG W，RONG W，et al. Postoperative adjuvant treatment strategy for hepatocellular carcinoma with microvascular invasion：a non-randomized interventional clinical study [J]. BMC cancer，2020，20（1）：614.

[199] 曾昭冲. 肝细胞癌的立体定向放射治疗 [J]. 中华肿瘤杂志，2015，37（09）：650-3.

[200] HE J，SHI S，YE L，et al. A randomized trial of conventional fraction versus hypofraction radiotherapy for bone metastases from hepatocellular carcinoma [J]. Journal of Cancer，2019，10（17）：4031-7.

[201] HOU J Z，ZENG Z C，WANG B L，et al. High dose radiotherapy with image-guided hypo-IMRT for hepatocellular carcinoma with portal vein and/or inferior vena cava tumor thrombi is more feasible and efficacious than conventional 3D-CRT

[J]. Jpn J Clin Oncol，2016，46（4）：357-62.

[202] ZHANG H，CHEN Y，HU Y，et al. Image-guided intensity-modulated radiotherapy improves short-term survival for abdominal lymph node metastases from hepatocellular carcinoma [J]. Annals of palliative medicine，2019，8（5）：717-27.

[203] BYUN H K，KIM H J，IM Y R，et al. Dose escalation in radiotherapy for incomplete transarterial chemoembolization of hepatocellular carcinoma [J]. Strahlenther Onkol，2020，196（2）：132-41.

[204] HU Y，ZHOU Y K，CHEN Y X，et al. 4D-CT scans reveal reduced magnitude of respiratory liver motion achieved by different abdominal compression plate positions in patients with intrahepatic tumors undergoing helical tomotherapy [J]. Medical physics，2016，43（7）：4335.

[205] KIM T H，KOH Y H，KIM B H，et al. Proton beam radiotherapy vs. radiofrequency ablation for recurrent hepatocellular carcinoma：A randomized phase III trial [J]. J Hepatol，2021，74（3）：603-12.

[206] BIAN H，ZHENG J S，NAN G，et al. Randomized trial of [131I] metuximab in treatment of hepatocellular carcinoma after percutaneous radiofrequency ablation [J]. J Natl Cancer Inst，2014，106（9）.

[207] 中华医学会核医学分会转移性骨肿瘤治疗工作委员会. 氯化锶[89Sr] 治疗转移性骨肿瘤专家共识（2017年版）[J]. 2018.

[208] FINN R S，QIN S，IKEDA M，et al. Atezolizumab plus Bevacizumab in Unresectable Hepatocellular Carcinoma [J]. N Engl J Med，2020，382（20）：1894-905.

[209] FINN RS，QIN S，IKEDA M，et al. IMbrave150：Updated overall survival（OS）data from a global，randomized，open-label phase III study of atezolizumab（atezo）+ bevaci-

zumab (bev) versus sorafenib (sor) in patients (pts) with unresectable hepatocellular carcinoma (HCC) [J]. Journal of Clinical Oncology, 2021, abs267.

[210] REN Z, XU J, BAI Y, et al. Sintilimab plus a bevacizumab biosimilar (IBI305) versus sorafenib in unresectable hepatocellular carcinoma (ORIENT-32): a randomised, open-label, phase 2-3 study [J]. Lancet Oncol, 2021, 22 (7): 977-90.

[211] QIN S, BI F, GU S, et al. Donafenib Versus Sorafenib in First-Line Treatment of Unresectable or Metastatic Hepatocellular Carcinoma: A Randomized, Open-Label, Parallel-Controlled Phase II-III Trial [J]. Journal of clinical oncology: official journal of the American Society of Clinical Oncology, 2021, 39 (27): 3002-11.

[212] KUDO M, FINN R S, QIN S, et al. Lenvatinib versus sorafenib in first-line treatment of patients with unresectable hepatocellular carcinoma: a randomised phase 3 non-inferiority trial [J]. Lancet (London, England), 2018, 391 (10126): 1163-73.

[213] LLOVET J M, RICCI S, MAZZAFERRO V, et al. Sorafenib in Advanced Hepatocellular Carcinoma [J]. New England Journal of Medicine, 2008, 359 (4).

[214] CHENG A L, KANG Y K, CHEN Z, et al. Efficacy and safety of sorafenib in patients in the Asia-Pacific region with advanced hepatocellular carcinoma: a phase III randomised, double-blind, placebo-controlled trial [J]. Lancet Oncol, 2009, 10 (1): 25-34.

[215] PRESSIANI T, BONI C, RIMASSA L, et al. Sorafenib in patients with Child-Pugh class A and B advanced hepatocellular carcinoma: a prospective feasibility analysis [J]. Ann Oncol, 2013, 24 (2): 406-11.

[216] QIN S，BAI Y，LIM H Y，et al. Randomized，multicenter，open-label study of oxaliplatin plus fluorouracil / leucovorin versus doxorubicin as palliative chemotherapy in patients with advanced hepatocellular carcinoma from Asia [J]. Journal of clinical oncology：official journal of the American Society of Clinical Oncology，2013，31（28）：3501-8.

[217] QIN S，CHENG Y，LIANG J，et al. Efficacy and safety of the FOLFOX4 regimen versus doxorubicin in Chinese patients with advanced hepatocellular carcinoma：a subgroup analysis of the EACH study [J]. Oncologist，2014，19（11）：1169-78.

[218] ASSENAT E，PAGEAUX G P，THéZENAS S，et al. Sorafenib alone vs. sorafenib plus GEMOX as 1（st）-line treatment for advanced HCC：the phase II randomised PRODIGE 10 trial [J]. Br J Cancer，2019，120（9）：896-902.

[219] 屈凤莲，郝学志，秦叔逵，等. 亚砷酸注射液治疗原发性肝癌的 II 期多中心临床研究 [J]. 中华肿瘤杂志，2011，33（9）：5.

[220] QIN S，CHEN Z，LIU Y，et al. A phase II study of anti-PD-1 antibody camrelizumab plus FOLFOX4 or GEMOX systemic chemotherapy as first-line therapy for advanced hepatocellular carcinoma or biliary tract cancer [J]. Journal of Clinical Oncology，2019，37（15_suppl）：4074.

[221] QIN S，LI Q，GU S，et al. Apatinib as second-line or later therapy in patients with advanced hepatocellular carcinoma（AHELP）：a multicentre，double-blind，randomised，placebo-controlled，phase 3 trial [J]. The lancet Gastroenterology & hepatology，2021，6（7）：559-68.

[222] QIN S，REN Z，MENG Z，et al. Camrelizumab in patients with previously treated advanced hepatocellular carcinoma：a

multicentre, open – label, parallel–group, randomised, phase 2 trial [J]. Lancet Oncol, 2020, 21 （4）: 571-80.

[223] XU J, SHEN J, GU S, et al. Camrelizumab in Combination with Apatinib in Patients with Advanced Hepatocellular Carcinoma （RESCUE）: A Nonrandomized, Open–label, Phase II Trial [J]. Clin Cancer Res, 2021, 27 （4）: 1003-11.

[224] XU J, ZHANG Y, JIA R, et al. Anti–PD–1 Antibody SHR–1210 Combined with Apatinib for Advanced Hepatocellular Carcinoma, Gastric, or Esophagogastric Junction Cancer: An Open–label, Dose Escalation and Expansion Study [J]. Clin Cancer Res, 2019, 25 （2）: 515-23.

[225] DUCREUX M, ABOU–ALFA G, REN Z, et al. O-1 Results from a global phase 2 study of tislelizumab, an investigational PD–1 antibody, in patients with unresectable hepatocellular carcinoma [J]. Annals of Oncology, 2021, 32: S217.

[226] ZHU A X, FINN R S, EDELINE J, et al. Pembrolizumab in patients with advanced hepatocellular carcinoma previously treated with sorafenib （KEYNOTE–224）: a non–randomised, open–label phase 2 trial [J]. Lancet Oncol, 2018, 19 （7）: 940-52.

[227] YAU T, KANG Y K, KIM T Y, et al. Efficacy and Safety of Nivolumab Plus Ipilimumab in Patients With Advanced Hepatocellular Carcinoma Previously Treated With Sorafenib: The CheckMate 040 Randomized Clinical Trial [J]. JAMA Oncol, 2020, 6 （11）: e204564.

[228] ABOU–ALFA G K, MEYER T, CHENG A L, et al. Cabozantinib in Patients with Advanced and Progressing Hepatocellular Carcinoma [J]. N Engl J Med, 2018, 379 （1）: 54-63.

[229] ZHU A X, PARK J O, RYOO B Y, et al. Ramucirumab versus placebo as second – line treatment in patients with advanced hepatocellular carcinoma following first–line therapy

with sorafenib（REACH）：a randomised，double-blind，multicentre，phase 3 trial [J]. Lancet Oncol，2015，16（7）：859-70.

[230] ZHU A X，KANG Y K，YEN C J，et al. Ramucirumab after sorafenib in patients with advanced hepatocellular carcinoma and increased α-fetoprotein concentrations（REACH-2）：a randomised，double-blind，placebo-controlled，phase 3 trial [J]. Lancet Oncol，2019，20（2）：282-96.

[231] 蔡定芳.病证辨治创建中国中西结合临床医学体系 [J]. 中国中西医结合杂志，2019，39（09）：1034-5.

[232] 蔡定芳.论病证结合临床诊疗模式 [J]. 中国中西医结合杂志，2019，39（02）：133-5.

[233] QIN S K，LI Q，MING XU J，et al. Icaritin-induced immunomodulatory efficacy in advanced hepatitis B virus-related hepatocellular carcinoma：Immunodynamic biomarkers and overall survival [J]. Cancer science，2020，111（11）：4218-31.

[234] YU Z，GUO J，HU M，et al. Icaritin Exacerbates Mitophagy and Synergizes with Doxorubicin to Induce Immunogenic Cell Death in Hepatocellular Carcinoma [J]. ACS nano，2020，14（4）：4816-28.

[235] 蔡文辉，尹春丽，范庆秋.艾迪联合肝动脉化疗栓塞术治疗中晚期原发性肝癌的临床观察 [J]. 中国医师杂志，2018，20（11）：1723-5.

[236] 成远，华海清.榄香烯治疗原发性肝癌的研究进展 [J]. 临床肿瘤学杂志，2017，22（10）：950-3.

[237] 范隼，李庆源，周志涛，等.TACE联合金龙胶囊治疗原发性肝癌的效果研究 [J]. 中国实用医药，2019，14（21）：42-4.

[238] 高继良.肝复乐方剂治疗晚期原发性肝癌的前瞻性、随机对照临床研究 [J]. 中国中药杂志，2014，39（12）：2367-

9.

[239] 路大鹏，王玉强，赵卫林，等.康莱特联合肝动脉化疗栓塞术治疗肝癌的临床研究 [J]. 世界临床医学，2017，11（5）：2.

[240] 彭文达.复方斑蝥胶囊联合化疗治疗中晚期原发性肝癌的临床疗效观察 [J]. 肿瘤药学，2011，1（06）：518-9.

[241] 杨新华.TACE联合鸦胆子油乳液静脉滴注对肝癌患者的临床疗效及 VEGF 水平的影响 [J]. 海峡药学，2017，29（09）：176-7.

[242] 慢性乙型肝炎防治指南（2019年版）[J]. 中华肝脏病杂志，2019，12：938-61.

[243] EASL Recommendations on Treatment of Hepatitis C 2018 [J]. J Hepatol，2018，69（2）：461-511.

[244] 丙型肝炎防治指南（2019年版）[J]. 中华传染病杂志，2020，01：9-28.

[245] SEYMOUR L，BOGAERTS J，PERRONE A，et al. iRECIST: guidelines for response criteria for use in trials testing immunotherapeutics [J]. Lancet Oncol，2017，18（3）：e143-e52.

[246] MORIS D，CHAKEDIS J，SUN S H，et al. Management, outcomes, and prognostic factors of ruptured hepatocellular carcinoma: A systematic review [J]. J Surg Oncol，2018，117（3）：341-53.

[247] SAHU S K，CHAWLA Y K，DHIMAN R K，et al. Rupture of Hepatocellular Carcinoma: A Review of Literature [J]. Journal of clinical and experimental hepatology，2019，9（2）：245-56.

[248] TAN N P，MAJEED A，ROBERTS S K，et al. Survival of patients with ruptured and non-ruptured hepatocellular carcinoma [J]. The Medical journal of Australia，2020，212（6）：277-8.

[249] YOSHIDA H, MAMADA Y, TANIAI N, et al. Spontaneous ruptured hepatocellular carcinoma [J]. Hepatology research: the official journal of the Japan Society of Hepatology, 2016, 46 (1): 13-21.

[250] ZHONG F, CHENG X S, HE K, et al. Treatment outcomes of spontaneous rupture of hepatocellular carcinoma with hemorrhagic shock: a multicenter study [J]. SpringerPlus, 2016, 5 (1): 1101.

[251] AOKI T, KOKUDO N, MATSUYAMA Y, et al. Prognostic impact of spontaneous tumor rupture in patients with hepatocellular carcinoma: an analysis of 1160 cases from a nationwide survey [J]. Annals of surgery, 2014, 259 (3): 532-42.

[252] LAI E C, LAU W Y. Spontaneous rupture of hepatocellular carcinoma: a systematic review [J]. Arch Surg, 2006, 141 (2): 191-8.

[253] SHIN B S, PARK M H, JEON G S. Outcome and prognostic factors of spontaneous ruptured hepatocellular carcinoma treated with transarterial embolization [J]. Acta radiologica (Stockholm, Sweden: 1987), 2011, 52 (3): 331-5.

[254] ROUSSEL E, BUBENHEIM M, LE TREUT Y P, et al. Peritoneal Carcinomatosis Risk and Long-Term Survival Following Hepatectomy for Spontaneous Hepatocellular Carcinoma Rupture: Results of a Multicenter French Study (FRENCH-AFC) [J]. Ann Surg Oncol, 2020, 27 (9): 3383-92.

[255] ZHOU J, HUANG A, YANG X R. Liquid Biopsy and its Potential for Management of Hepatocellular Carcinoma [J]. Journal of gastrointestinal cancer, 2016, 47 (2): 157-67.

[256] GUO W, SUN Y F, SHEN M N, et al. Circulating Tumor Cells with Stem-Like Phenotypes for Diagnosis, Prognosis, and Therapeutic Response Evaluation in Hepatocellular Carci-

noma [J]. Clin Cancer Res, 2018, 24 (9): 2203-13.

[257] ZHOU Y, WANG B, WU J, et al. Association of preoperative EpCAM Circulating Tumor Cells and peripheral Treg cell levels with early recurrence of hepatocellular carcinoma following radical hepatic resection [J]. BMC cancer, 2016, 16: 506.

[258] SUN Y F, XU Y, YANG X R, et al. Circulating stem cell-like epithelial cell adhesion molecule-positive tumor cells indicate poor prognosis of hepatocellular carcinoma after curative resection [J]. Hepatology, 2013, 57 (4): 1458-68.

[259] GUO W, YANG X R, SUN Y F, et al. Clinical significance of EpCAM mRNA-positive circulating tumor cells in hepatocellular carcinoma by an optimized negative enrichment and qRT-PCR-based platform [J]. Clin Cancer Res, 2014, 20 (18): 4794-805.

[260] SUN Y F, GUO W, XU Y, et al. Circulating Tumor Cells from Different Vascular Sites Exhibit Spatial Heterogeneity in Epithelial and Mesenchymal Composition and Distinct Clinical Significance in Hepatocellular Carcinoma [J]. Clin Cancer Res, 2018, 24 (3): 547-59.

[261] QU C, WANG Y, WANG P, et al. Detection of early-stage hepatocellular carcinoma in asymptomatic HBsAg-seropositive individuals by liquid biopsy [J]. Proceedings of the National Academy of Sciences of the United States of America, 2019, 116 (13): 6308-12.

[262] HUANG A, ZHANG X, ZHOU S L, et al. Plasma Circulating Cell-free DNA Integrity as a Promising Biomarker for Diagnosis and Surveillance in Patients with Hepatocellular Carcinoma [J]. Journal of Cancer, 2016, 7 (13): 1798-803.

[263] HUANG A, ZHAO X, YANG X R, et al. Circumventing intratumoral heterogeneity to identify potential therapeutic tar-

gets in hepatocellular carcinoma [J]. J Hepatol, 2017, 67 (2): 293-301.

[264] HUANG A, ZHANG X, ZHOU S L, et al. Detecting Circulating Tumor DNA in Hepatocellular Carcinoma Patients Using Droplet Digital PCR Is Feasible and Reflects Intratumoral Heterogeneity [J]. Journal of Cancer, 2016, 7 (13): 1907-14.

[265] CAI J, CHEN L, ZHANG Z, et al. Genome-wide mapping of 5-hydroxymethylcytosines in circulating cell-free DNA as a non-invasive approach for early detection of hepatocellular carcinoma [J]. Gut, 2019, 68 (12): 2195-205.

[266] LI W, ZHANG X, LU X, et al. 5-Hydroxymethylcytosine signatures in circulating cell-free DNA as diagnostic biomarkers for human cancers [J]. Cell research, 2017, 27 (10): 1243-57.

[267] LLOVET J M, MONTAL R, SIA D, et al. Molecular therapies and precision medicine for hepatocellular carcinoma [J]. Nat Rev Clin Oncol, 2018, 15 (10): 599-616.

[268] GAO Q, ZHU H, DONG L, et al. Integrated Proteogenomic Characterization of HBV-Related Hepatocellular Carcinoma [J]. Cell, 2019, 179 (2): 561-77.e22.

[269] JIANG Y, SUN A, ZHAO Y, et al. Proteomics identifies new therapeutic targets of early-stage hepatocellular carcinoma [J]. Nature, 2019, 567 (7747): 257-61.

[270] TORBENSON MS, NG IOL, PARK YN, et al. WHO classification of digestive system tumor 5th edition, Geneva, Switzerland: World Health Organization: 229-39.

[271] SHI J, LAI E C, LI N, et al. Surgical treatment of hepatocellular carcinoma with portal vein tumor thrombus [J]. Ann Surg Oncol, 2010, 17 (8): 2073-80.

[272] JAPAN LCSGO. General rules for the clinical and pathological study of primary liver cancer[M]. Tokyo: Kanehara: 2003.

[273] KONDO M, MORIMOTO M, KOBAYASHI S, et al. Randomized, phase II trial of sequential hepatic arterial infusion chemotherapy and sorafenib versus sorafenib alone as initial therapy for advanced hepatocellular carcinoma: SCOOP-2 trial [J]. BMC cancer, 2019, 19 (1): 954.

[274] KUDO M, UESHIMA K, YOKOSUKA O, et al. Sorafenib plus low-dose cisplatin and fluorouracil hepatic arterial infusion chemotherapy versus sorafenib alone in patients with advanced hepatocellular carcinoma (SILIUS): a randomised, open label, phase 3 trial [J]. The lancet Gastroenterology & hepatology, 2018, 3 (6): 424-32.

[275] LYU N, LIN Y, KONG Y, et al. FOXAI: a phase II trial evaluating the efficacy and safety of hepatic arterial infusion of oxaliplatin plus fluorouracil/leucovorin for advanced hepatocellular carcinoma [J]. Gut, 2018, 67 (2): 395-6.

[276] LYU N, KONG Y, PAN T, et al. Hepatic Arterial Infusion of Oxaliplatin, Fluorouracil, and Leucovorin in Hepatocellular Cancer with Extrahepatic Spread [J]. J Vasc Interv Radiol, 2019, 30 (3): 349-57.

[277] WANG Q, XIA D, BAI W, et al. Development of a prognostic score for recommended TACE candidates with hepatocellular carcinoma: A multicentre observational study [J]. J Hepatol, 2019, 70 (5): 893-903.

[278] HAN G, BERHANE S, TOYODA H, et al. Prediction of Survival Among Patients Receiving Transarterial Chemoembolization for Hepatocellular Carcinoma: A Response-Based Approach [J]. Hepatology, 2020, 72 (1): 198-212.

[279] XU L, PENG Z W, CHEN M S, et al. Prognostic nomogram for patients with unresectable hepatocellular carcinoma after transcatheter arterial chemoembolization [J]. J Hepatol, 2015, 63 (1): 122-30.

[280] CHANG X, LU X, GUO J, et al. Interventional therapy combined with immune checkpoint inhibitors: Emerging opportunities for cancer treatment in the era of immunotherapy [J]. Cancer treatment reviews, 2019, 74: 49-60.

[281] MARKS L B, YORKE E D, JACKSON A, et al. Use of normal tissue complication probability models in the clinic [J]. Int J Radiat Oncol Biol Phys, 2010, 76 (3 Suppl): S10-9.

[282] PAN C C, KAVANAGH B D, DAWSON L A, et al. Radiation-associated liver injury [J]. Int J Radiat Oncol Biol Phys, 2010, 76 (3 Suppl): S94-100.

[283] CHON Y E, SEONG J, KIM B K, et al. Gastroduodenal complications after concurrent chemoradiation therapy in patients with hepatocellular carcinoma: endoscopic findings and risk factors [J]. Int J Radiat Oncol Biol Phys, 2011, 81 (5): 1343-51.

[284] HANNA G G, MURRAY L, PATEL R, et al. UK Consensus on Normal Tissue Dose Constraints for Stereotactic Radiotherapy [J]. Clinical oncology (Royal College of Radiologists (Great Britain)), 2018, 30 (1): 5-14.

[285] EL-KHOUEIRY A B, SANGRO B, YAU T, et al. Nivolumab in patients with advanced hepatocellular carcinoma (CheckMate 040): an open-label, non-comparative, phase 1/2 dose escalation and expansion trial [J]. Lancet (London, England), 2017, 389 (10088): 2492-502.

[286] SANGRO B, PARK J-W, FINN RS. CheckMate 459: long-term survival outcomes with nivolumab versus sorafenib as first-line treatment in patients with advanced hepatocellular carcinoma[C]. ESMO-GI, 2020.

[287] FINN R S, RYOO B Y, MERLE P, et al. Pembrolizumab As Second-Line Therapy in Patients With Advanced Hepatocellular Carcinoma in KEYNOTE-240: A Randomized, Dou-

ble-Blind, Phase III Trial [J]. Journal of clinical oncology: official journal of the American Society of Clinical Oncology, 2020, 38 (3): 193-202.

[288] JAVLE M M, CATENACCI D, JAIN A, et al. Precision medicine for gallbladder cancer using somatic copy number amplifications (SCNA) and DNA repair pathway gene alterations [J]. Journal of Clinical Oncology, 2017, 35 (15_suppl): 4076.

[289] FINN R S, IKEDA M, ZHU A X, et al. Phase Ib Study of Lenvatinib Plus Pembrolizumab in Patients With Unresectable Hepatocellular Carcinoma [J]. Journal of clinical oncology: official journal of the American Society of Clinical Oncology, 2020, 38 (26): 2960-70.

[290] LLOVET J, FINN RS, IKEDA M, et al. A phase 1b trial of lenvatinib (LEN) plus pembrolizumab (PEMBRO) in unresectable hepatocellular carcinoma (uHCC): updated results [J]. Annals of Oncology, 2019, 30 (suppl_5): v253-v324.

[291] QIN S, CHEN Z, LIU Y, et al. A phase II study of anti-PD-1 antibody camrelizumab plus FOLFOX4 or GEMOX systemic chemotherapy as first-line therapy for advanced hepatocellular carcinoma or biliary tract cancer[J]. Journal of Clinical Oncology, 2019, 37: 4074.

[292] EL-KHOUEIRY AB, YAU T, KANG Y-K, et al. Nivolumab (NIVO) plus ipilimumab (IPI) combination therapy in patients (Pts) with advanced hepatocellular carcinoma (aHCC): Long-term results from CheckMate 040[J]. Journal of Clinical Oncology, 2021, 39: 269.

[293] KELLEY RK, SANGRO B, HARRIS WP, et al. Efficacy, tolerability, and biologic activity of a novel regimen of tremelimumab (T) in combination with durvalumab (D) for patients (pts) with advanced hepatocellular carcinoma

（aHCC）[J]. Journal of Clinical Oncology，2020，38：4508.

[294] 郝纯毅. 特瑞普利单抗一线肝癌 CT34 阶段性数据.

[295] 樊代明. 整合肿瘤学·临床卷[M]. 北京：科学出版社，
2021.

[296] 樊代明. 整合肿瘤学·基础卷[M]. 西安：世界图书出版西
安有限公司，2021.